増補改訂版

食べなきゃ治る！糖尿病

船瀬俊介
Shunsuke Funase

1日1食が成功の秘訣だ！

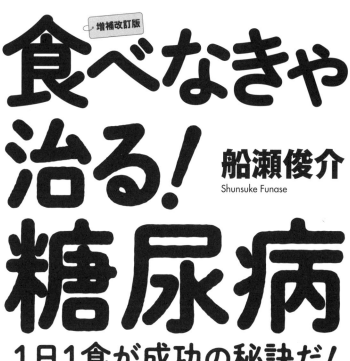

JN089647

ビジネス社

プロローグ――野生動物たちに、なぜ糖尿病はないのでしょう？

〝食べすぎ〟だから食べなきゃ治る

糖尿病の原因は、〝食べすぎ〟です。

だから、食べなきゃ治ります。

――以上です。

あまりにかんたんでしょう。あっけにとられた、あなたの顔が目に浮かびます。

一日三食を二食にするだけで、治っていきます。

一食にすれば、さらに劇的に治っていくでしょう。

本書には、15年来、糖尿病で、一日三本のインスリン注射を打っていたかたが、一日一食で、わずか半年で完治させた例も紹介しています。（19ページ参照）

野生の動物たちには、糖尿病はいっさいありません。

かれらは食べてよいものを、必要なときに、必要なだけ食べています。
だから野生動物たちは〝食べすぎ〟とは無縁なのです。
さらに、冬眠などで長期間のファスティングをします。
こうして野生動物たちは、「本能」にしたがって生きているのです。
「本能」とは、自然の叡智《えいち》です。それは、いいかえると宇宙の法理です。
さらに、いいかえるなら〝神仏の意志〟といえるでしょう。
一言でいえば、かれらは自然の理（ことわり）にしたがって、日々生きているのです。
いっぽうで、〝万物の霊長〟と威張っている人間は、どうでしょう？
日本人を例にあげれば、約２０００万人が「糖尿病か、その疑いあり」なのです。
つまり、６人に１人が、ほぼ〝糖尿病〟とみなされていることになります。
わかりやすくいえば、少なくとも６人に１人は〝食べすぎ〟ています。
あるいは、〝食べまちがって〟いるのです。
これが、〝万物の霊長〟人間サマの正体です。
野生動物たちは、みな呆れかえることでしょう。

◉医者は患者を死ぬまでクスリ漬け

あなたは体調がすぐれないと病院に行くはずです。

そこで、糖尿病と診断された。すると、目の前の偉いセンセイは、こう言います。

「糖尿病は治りません！」

あなたは、驚いて聞き返します。

「治らないんですか？」

「一生、治りません！」

「……そうですか。ではどうしたらいいんでしょう？」

センセイは、そっくり返ってこう言うでしょう。

「ま……、いいクスリがありますから」

「それは、なんですか？」

「インスリンと血糖降下剤ですね。ま、気長にやっていきましょう」

医者は、例外なくこのように言います。

糖尿病の権威と言われる東大教授から、町医者までそうです。

〝かれら〟の言葉をわかりやすくいえば、つぎのようになります。

「糖尿病は、治さない」「一生、クスリ漬け」そして「死ぬまで稼ぎますよ」

◉「三食しっかり食べてください」とは!

さらに、医者は患者のあなたを前にして、はっきり言います。

「三食、しっかり食べてください」

わたしだったら、こう怒鳴り返します。

「三食、しっかり食べたから糖尿病になったんだろ!」

医者でも、過食が糖尿病の原因であることぐらい知っています。

なのに、なぜ「患者に三食欠かさず食べろ」と命じるのでしょう。

それは、あなたに治ってもらっては困るからです。

三食を二食か一食にするだけでも、糖尿病は目を見張るほどに改善していきます。

この本のタイトルのように「食べなきゃ治る」のです。

小学生でもわかります。しかし、患者が「食べない」だけて治ってもらっては、病院側はおおいに困る。経営がなりたたない。商売があがったりだ。

だから、患者を「治さない」ために「三食しっかり食べなさい」と命じるのです。

——「治さず」「稼ぎ」「殺す」……糖尿病〝治療〟の正体——

◉「治さない」病院頼りのアホらしさ

大工の棟梁《とうりょう》が、糖尿病と宣告されたシーンを想像してみましょう。

医師：糖尿病は一生治りません。
棟梁：エッ⁉ なにかい。じゃあセンセイは、一人の糖尿病患者も治したこともねぇんだ。
医師：まぁ……そうです。
棟梁：おどろいたネェ。こちとらの世界じゃ「家一軒、建てたことがねぇ」って自慢しているようなもんだ。
医師：はぁ、そうなりますか？
棟梁：そんなとぼけた間抜け大工に、注文する客なんか一人もいねぇよ。
　だいたい、三食食ったから糖尿病になったヤツに、「三食しっかり食え」だとぉ。

ふざけるんじゃぁねぇよ。はじめから治す気ねぇじゃねぇか！

ばかばかしい！　帰《けえ》るぜ。


この大工の親方の対応が正しい。

目の前の医者は、あなたの糖尿病を「死ぬまで治さない」と宣告しているのです。

そんな病院には、一秒もいてはダメです。すぐに席を立って帰りなさい。

そんな病院の門は、二度とくぐってはいけません。

◉「患者の食習慣を尊重する」とは！

医者は、あなたに初めからこう言います。

「糖尿病は治らないんです」「クスリは一生飲んでください」「注射も死ぬまで欠かさずに」

最初から、「治す気」などまったくない。あなたを「治そう」とはしない。

なら、どうして「病院に来るように」命じるのでしょう？

それは、あなたが金ヅルだからです。

「一生治らない」とは「一生稼がせてもらいます」という意味です。

だから、栄養指導もなおざりです。「三食しっかり食べろ！」など論外。

また、わたしの手元に『糖尿病学』（西村書店）という分厚い専門書があります。つまり、医者にとっては糖尿病治療の〝バイブル〟ですね。

その「指導書」に「患者の食習慣を尊重する」とあるのに、呆れました。

患者は「過食」「悪食」などの誤った食習慣の結果、糖尿病になったのです。

そんな、誤った食習慣を〝尊重〟してどうするんですか！

その〝食習慣〟を正すことが、糖尿病治療の第一歩のはずです。

ここでも、糖尿病学会に、患者を「治そう」とする意志は、皆無であることがわかります。それどころか「悪化させる」意志は満々です。

◉〝殺意〟に満ちた栄養「指導書」

本書に登場するひとびとも、けっきょくは、ファスティング（少食、一日一食、断食など）で完治しています。

だからこそ、糖尿病の治療は、少食指導が第一です。

そして――。

白砂糖などの甘い物、肉類、牛乳、乳製品などの動物食、白米、白パン、うどんなど血糖値を上げる商品（高GI食）を禁止する。

少なくとも、これらを黒糖、魚類、豆乳、玄米、黒パン、蕎麦などに替える指導をすべきです。

しかし、「指導書」で触れるのは、ただただカロリーのみ。そして、パズルのような組み合わせメニューで「指導した」ことにして、お茶を濁しているのです。

とくに、大量多種の肉類を「食べなさい」と食事指導していることには、悪意すら感じます。週に6日以上肉を食べる人の糖尿病死亡率は、食べない人の3・8倍にたっしてい

■糖尿病による死亡と肉食頻度の関係

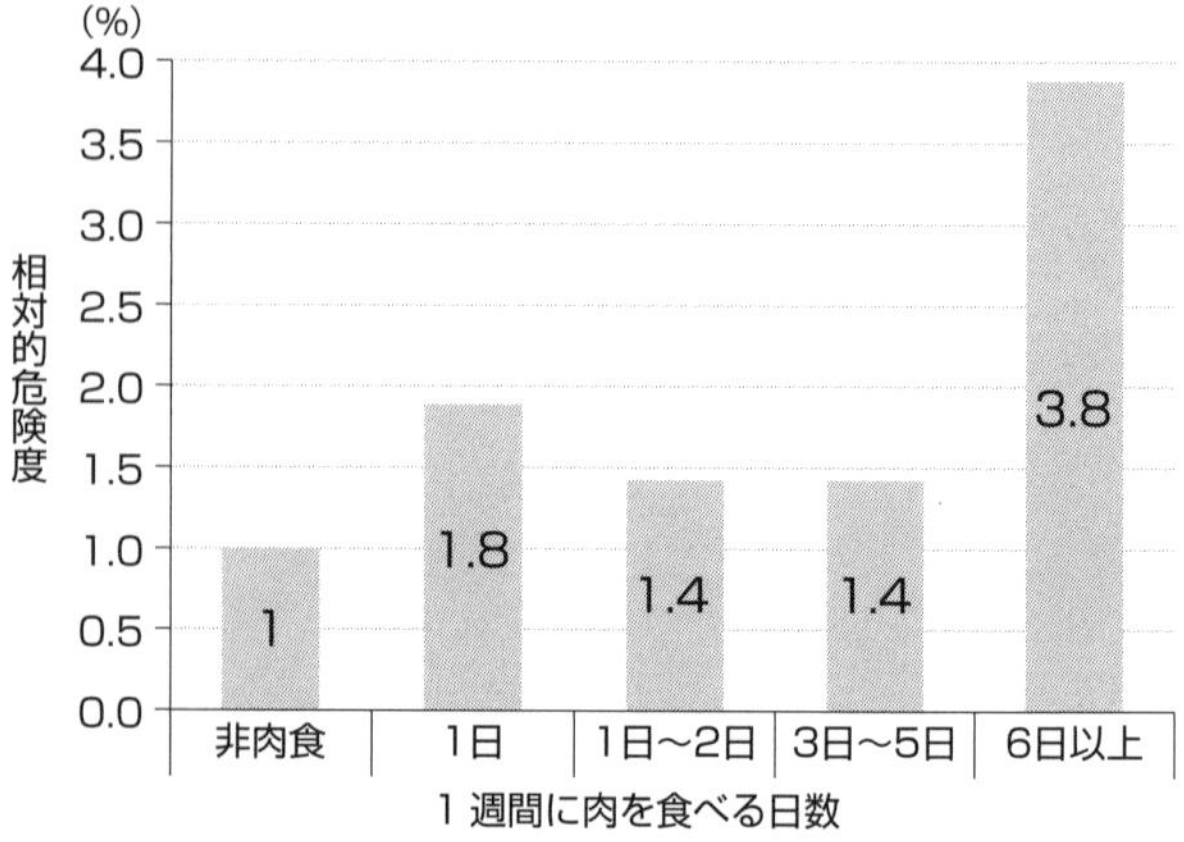

出典:『新版 ぼくが肉を食べないわけ』

るのです。

こうなると「指導書」は、悪意というより〝殺意〟に満ちています。

わたしは、本書をまとめてつぎの結論にたっしました。

——「治さず」「殺す」糖尿病〝治療〟——

それは、糖尿病にかぎりません。ガン治療もまったくそうです。

〝ガン死者〟の8割は、抗ガン剤など誤った治療で殺された〝犠牲者〟たちなのです。

心臓病もバイパスやステント治療など有害無益です。脳卒中もそうです。

ただ菜食にすれば血管は自己修復し、いやでも完治していきます。

多発性硬化症など〝原因不明〟とされた難病も、原因は「誤食」と「医療」だったのです。

……現代医療が、いま、音を立てて大崩壊しています。

現代医療の目的が「治す」ことではなく「殺す」ことであった……。

その戦慄の現実に、ひとびとが気づき始めたからです。

――現代医療の9割が地上から消えれば、人類は健康になれる――

（ロバート・メンデルソン医師）

それは、糖尿病〝治療〟も同じです。

人類の死因の第一位は〝医療〟なのです。

だから、病院に行ってはいけません。食べるのをひかえなさい。

野生の動物をみならいなさい。かれらは空腹になるほど生命力は鋭敏になります。

〝空腹〟は、ある意味で最上の「栄養源」なのです。

〝空腹感〟を〝幸福感〟として感じることです。

そのとき、あなたの心身は、まちがいなく新しい「生命」のステージに上がっているのです。

増補改訂版　食べなきゃ治る！　糖尿病◉目次

第3章 まちがいだらけの〝栄養学〟
——「足し算」の栄養学から「引き算」の栄養学へ

第8章　さあ、今日からできる治療法スタート
――〈食べない治し方〉実践編

＊本書は、二〇一六年四月五日に三五館より刊行された『食べなきゃ治る！糖尿病』に大幅な加筆をした増補改訂版です。

第1章　食べなきゃ治った！　糖尿病

——ウソみたい。インスリン注射もいらなくなった

「食べない」だけで15年来の糖尿病が……——体験者は語る❶・62歳、男性

◉20キロ減量、視力2・0

岡田正史さん（62歳、鮮魚調理販売業）——。

15年来、糖尿病で悩み続けてきました。

医者は開口一番「糖尿病は治らない」と宣告。さらに、血糖降下剤とインスリン注射を命じられた。

しかし、いくら経っても治らず、悩んでいたときに私の本『3日食べなきゃ、7割治

る！』（新装版はビジネス社刊）を偶然本屋で見つけた。

「これだ！」と直感。決意を固めて一日一食にチャレンジ。

最初は、お腹の皮が背中にくっつくんじゃないかと思うほど腹が減った。

しかし、７日ほどすると慣れてきて、次第に平気になった。73キロあった体重も20キロ近くの減量に成功。こうしてわずか半年で、ただ食べないだけで糖尿病は完治した。

「今は身体が軽くて快調です！」と声も明るい。

趣味は、渓流釣りでもっとも難しいテンカラ釣り。これは、釣糸の先に毛針をつけて、水面にふわりと落として、魚影が跳ねる一瞬に釣り上げる。

神業《かみわざ》的な技術が求められるが、彼は尺物といわれる30センチ前後のイワナ、ヤマメなどを２日で１００匹近く釣り上げた。

「……糖尿病で一時は目がかすんでいたのに、今は完治して視力は２・０。毛針もくっきり見えます。マサイ族並みになりました」（笑）

以前はけっこう体格がよかった。身長は１６３センチで、体重は73キロ。かつてはやはりメタボ体型。現在は53～55キロ。スラリと細身になり、まるで別人！

このようにファスティングをやると、だれでも青年時代の体重に戻ります。

――それでは、実践者の糖尿病克服体験談に耳を傾けてみましょう。

◉半年で糖尿病は完治

岡田：船瀬さんの本『3日食べなきゃ…』との出合いがきっかけです。15年来苦労してきた糖尿病を約半年で完治させることができました。今も、朝はまったく食べません。昼はふつうに食事して、夜も自家栽培の野菜をいただくくらい。だから、正確にいえば一日一・五食ですね。

身長は163センチ。体重は以前は73キロぐらい。20キロ近く減らし、身体は軽く、じつに毎日が快調ですね。

――糖尿病になったのは？

岡田：糖尿病の苦労の始まりが、42歳くらいから。当時は、食生活も当然一日三食。好きな物をふつうに食べていました。昼は外食だったし、ハンバーグとか牛丼とかの肉料理。夜もたっぷり食べるんですよ。夜はあまり食べちゃいけないんだけど（苦笑）。

酒は週に2回くらい。あまり飲むほうじゃない。

運動もジョギングとかのスポーツとは、まったく無縁。高校時代は登山部だったのに、子どものときに親父から教わり、それから夢中になってやったもんです。
卒業以来、山には登ってないなぁ。ときどき多摩川で釣りするくらい。テンカラ釣りは、

◉とにかく身体が重い

——自覚症状はあったんですか？　のどが渇くとか……。

岡田：最初は、あんまりなかった。けど、やっぱり10年くらい経ってから、だんだんとひどくなってきた。病院に通うのも面倒臭くて長続きしない。クスリ飲んだり、血を採ったり、いろいろ面倒臭いですよね。食事がどうのこうのとか（苦笑）。血を採るのがイヤだし、インスリン打つのも面倒臭い。

病院に行ったきっかけは、会社の定期健診の精密検査でひっかかったから。「血糖値が高い」と言われてたネ。そのときは150くらい。それでも、ずっとほったらかしてた。

ところが、最終的に医者に行くようになったのは、やはり症状が出てきたからだね。のどが渇くし、夜、何度もトイレに起きる。それに、とにかく身体が重くて、足が鉛のよう……。典型的な糖尿病の症状ですよ。

よく指や足が腫れたりするというけど、それはなかったね。だけど、手がピリピリしび

れるんだね。高血糖で血行不良を起こしていた。

それで病院に行ったら……血糖値が５００以上あって、即、入院ですよ。1週間入院しました。

◉すぐにインスリン注射

——どんな治療を受けたのですか？


岡田：すぐインスリン注射ですよ。それと食事制限。ご飯も、お茶碗にほんの少し。食事指導は、同じ糖尿病の入院患者を数人集めて、「糖尿病の食事」について講義する。

だけど、ややこしくてわかりにくい。80キロカロリーを1単位にして、いろんな食材の単位を足し算する。お肉何グラムが1単位とか、パズルみたい。いちいち電卓叩かないと計算できない。面倒で、あんなことだれもやってないと思う。いやんなっちゃう。

で、退院のあともずっとインスリン注射を朝昼晩打っていました。

1回10単位。それを一日数回。「痛いでしょう」と言う人がいるけど、今の注射は針が細くて痛くない。でも、面倒臭くて、インスリン注射はやめた。同じように血糖降下剤もやめた。だけど、別になんともない。効いていなかったということでしょうね。それで、病院にも行かなくなった。血を採られたりするのがイヤでね（苦笑）。

◉「一生治りません」とは！

――今は、じつにお元気ですね。糖尿病が治るきっかけは？

岡田：『3日食べなきゃ、7割治る！』を偶然本屋で見つけ、「これだ！」と思った。

糖尿病のコーナーにあったんです。よかったです。

読んだ感想は「やっぱり食べ物だ！」ということ。病気は食べ物が原因ですからね。食べるのを我慢できないから、みんな病気になるわけです。

糖尿病でも腹減るとどうしても我慢できないっすよね（苦笑）。やっぱし、食べないでおられない。それを乗り越えて一日一食にするというのがね……決意ができないだけで。

僕の場合は、医者が「この病気は一、い、い、い、い生治りません」って言いやがったもんだから、腹をくくって「食べない」決意を固めた。

――ヒドイ！　どこの医者が言ったの？

岡田：K病院にいる、おじいちゃんの医者。昔の知識のままで固定観念があって、習ったことをそのまま信じているらしい。病人にまで「治らない」と言うんですよ。

呆れた医者？　そうですね。年は70くらい。「一生治らないんだよ」と開口一番言われた。そして、「ズーッとクスリ飲んでください」と。

「こんなにクスリ飲めるか！」と腹の中で思った。

有名な血糖降下剤ですよ。他にも2種類くらいありました。

◉朝食抜きから始めた

――『3日食べなきゃ、7割治る！』を読んで、どうしました？

岡田：まず朝食を抜くことから始めた。すると、本当にお腹が空く。腹がぺしゃんこになるんです。お腹の皮が背中にくっつくんじゃないか、と思うくらい。

そして、空腹で気が遠くなりそうになったこともあります（苦笑）。

それでも続けられたのは「決意」ですね。「やってやろう！」と。

そうして10日から15日くらいすると、まったくなんでもなくなった。

それどころか、空腹感が気持ち良くなった。それ以来、ほぼ一日一食ですね。

朝は食べない。昼はふつうに食べる。夜は野菜のみ。厳密にいえば一・五食ですかね。

畑で野菜栽培をしているので、それを炒めたりしていただく。自給自足です。

食費は本当にかからなくなりましたね（笑）。

◉やってやるぞ！ の決意

——体調の変化は？ 睡眠時間はどれくらい？

岡田：夜は10時には寝ます。布団に入ったとたん熟睡ですね。

睡眠は5、6時間。身体は本当に軽くなり、疲れなくなった。精神的にも落ち着いてきた。怒らないというより、怒れないというか……。まあ、僕はもともと怒りやすいタイプじゃない。「そんなものか」と聞き流すほうですね。

僕の変化へのまわりの反応ですか？ まず、「やせたねぇ！」とみんな言いますね。

知人、友人にも、やったらいいと思って船瀬さんの本を貸したりするんです。

——周囲でも実践している人は？

岡田：僕の体験に感心はするけど、自分でやろうという人は、今のところいないですねぇ。

「三食食べる」という先入観というか固定観念があって、なかなか実践までいかない。

それで、あいかわらず三食食べて、メタボ体型で病気がちで生きているんですね。

みんな太って、身体の具合が悪くて、血圧のクスリを飲んでいたりする。

やっぱり、「よし、やってやるぞ！」という「決意」があるかないかですね。

血糖値500「死んでまうで！」から生還――体験者は語る❷・44歳、女性

◉まるで別人に生まれ変わった！

松本貴子さん（44歳、主婦）のビフォー・アフターは、まさに、まるで別人（次ページ）。

同じ人には見えません。アフターの写真を見ると、20歳は若返っています。ファスティングには病気を治す効果とともに、若返り効果もあるのです。彼女はファスティング全国大会で、準優勝の栄誉にも輝いています。見事な若々しいプロポーションをよみがえらせただけでない。「死んでしまう」と言われた重度の糖尿病も、食べないだけで見事に回復させ、健康を取り戻した。

「40代でこんなに若々しく健康でいられて、今が一番幸せ」と、しみじみ語っています。

◉寝る前のスナック菓子

――糖尿病と気づいたのはいつですか？

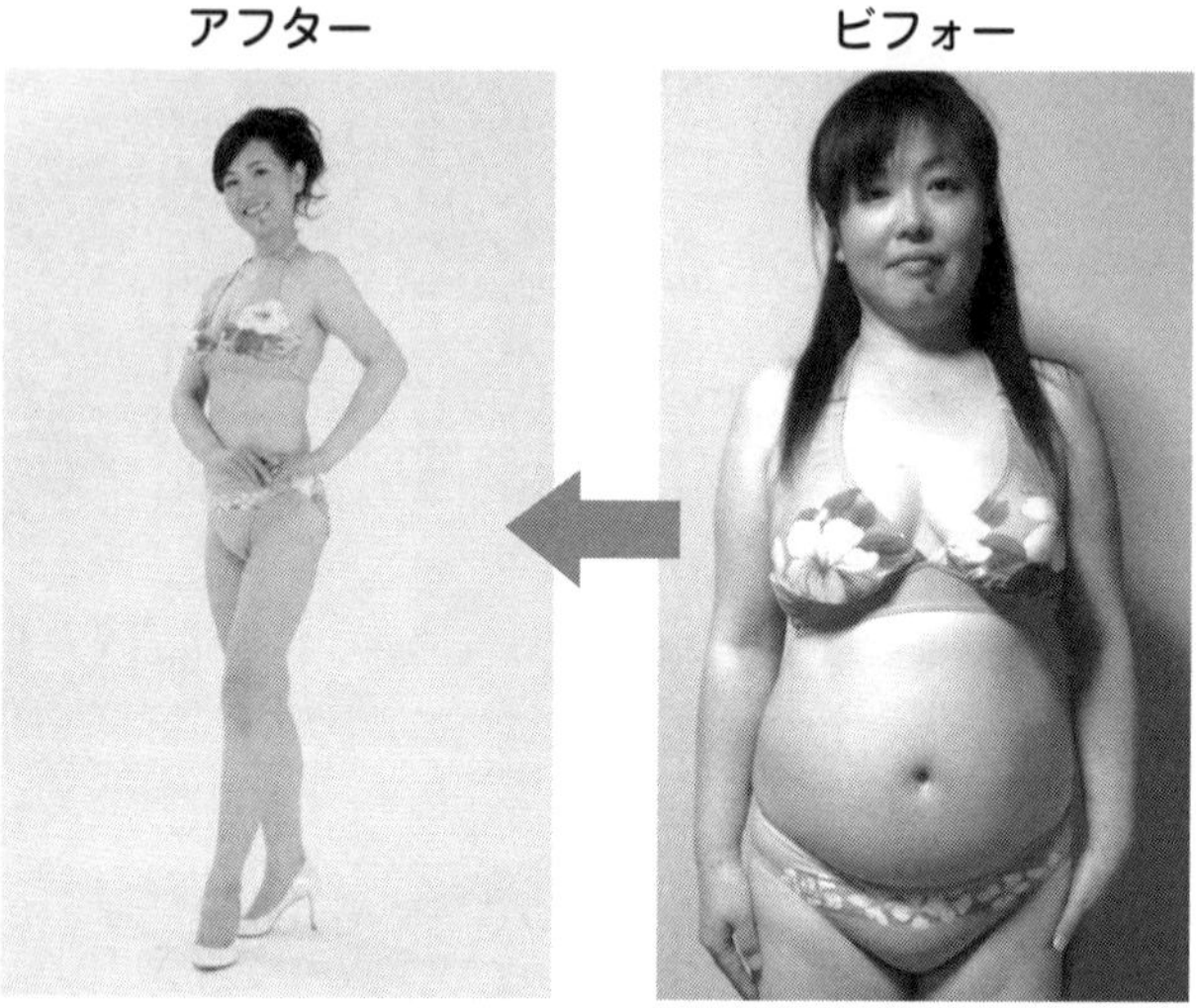

松本：35歳で子どもを妊娠したときですね。体重は約65キロでした。もともと太めなんです。身長は158センチ。前の写真は太めでしょう（苦笑）。

糖尿病がわかったとき、自覚症状はあまりなかったです。産婦人科の先生に「内科に行って、ちゃんと調べてください」と言われて知りました。そこで砂糖水飲んで尿を測って、糖がどれだけ出るか調べ、食後、時間経過でどれくらい血糖値が上がるかを、一日を通して計測したりしましたね。

産婦人科で糖尿病がわかったのは、妊娠の尿検査です。でも自覚症状はなかった。

あとから考えたら、「そういえば、よくのどが渇いたな」といった感じ。夜中にのどが渇くのも、「妊娠したからかな」と思った。だけど糖尿病が原因だったみたい。水分をとっていてものどが渇くんですよ。だから人よりも水を飲む量が多かったと思います。

このときの数値が、①HbA1c《ヘモグロビン・エー・ワン・シー》10・7、②血糖値（食後2時間）325、③尿糖3＋でした。

――身体がたくさん水分をとって、たくさん糖を出そうとしているんだね。

松本：あとから思えばね……。でも、めまいとかの自覚症状はなかった。

体重が急に増えたのも、妊娠してたから体重変化がわからなかったんですよね。もともと太めで、産婦人科の先生は「5キロくらいしか太っちゃいけません」と。それ以内に収まるよう、カロリー制限とかを意識しました。

こうして妊娠中はちゃんと血糖値コントロールができてた。でも、出産後はほったらかしになってたんです。妊娠が終わったから、元に戻るかなと思って（笑）。

そのときは、寝る前のスナック菓子が大好きでした。チョコレートとか揚げ菓子。食べはじめると、アッというまに一袋。ポテトチップス好きでしたね。一晩で一袋空けてた。口休めでお茶を飲むと、けっこう食べちゃう。子どもを寝かせてから、ホッとして食べるのが日課になってて、口さみしくて。あとチョコレートは市販のファミリーパックの大きいやつ（笑）。お徳用ですネ。一番のハッピータイムでした。

◉断乳後、血糖値500

――たしか、血糖値が高くて「死んでまうで！」と怒られたとか？

松本：そうです。朝がだんだんしんどくなってきた。体重も、授乳のときは53キロまで減ったんですよ。でも、断乳したらドンドン増えていって、一時は70キロまでいった。

内科の先生がひさしぶりに血糖値を測ったら、500を超えてました。女の先生に「死んでまうでェ！」と怒鳴られた。内科に行くのもさぼってたんですよ。

そのあと、食事指導のパンフレットをもらった。でも、あれはわかりづらいです。

1単位で割り算して、食材を組み合わせる。守れなかったです（笑）。

で、いちおう4カ月くらい、自分なりにコンニャクとかカロリー少ない物とかでがんばったんですけど、あのパンフのとおり、算数みたいに毎日計算してやる人はいないんじゃないかな。

大きい病院だったら、糖尿病療養指導士という資格を持った人がいるんですよ。

でも、そこの病院にはいなかった。だから、とくにうるさくは言われませんでした。

◉三食しっかり食べなさい

――一日当たり何カロリーまでと決められていたの？

松本：そんなの、とくになかったです。そこまで丁寧に食事指導してくれなかった。自分で調べたら、日常生活が軽作業の人で１６００キロカロリーぐらいだった。先生から「ちゃんと食事守ってますか？」というチェックもなかった。たまに「長く続けるには、お菓子はやめて三食しっかり食べなさい」と言われた。

しっかり食べたから糖尿病になったのにね。今から思ったら……（笑）。

――インスリンと血糖降下剤は勧められた？

松本：インスリンの前に「とりあえずクスリで治療していきましょう」という感じ。クスリは血糖降下剤でした。２種類ですね。「グリメピリド」１ミリグラムを朝・夕に2錠。あと「ジャヌビア」錠50ミリグラム。それを朝に1錠。

病院でかかったお金は、クスリ込みで３０００円くらい。これは約1カ月分ですね。保険が適用されますから経済的にはそんなに負担にならなかった。でも、これを一生払っていかなイカンのかな、とは思いましたね。

病院に行ったら、まず血抜いて血糖値を測って、あとは尿検査、診察受けて、顔色診たり、口頭で体調を聞かれたり。だいたい聞かれることは同じです。

検査結果を見て「ああ最近大丈夫だね」とか「もうちょっとこうしたら」「ちょっと下がってきたから、この調子でね」とか。今も3カ月に1回は病院に通ってます。

――「死ぬまで治らない」と言ったから「死ぬまで通わせる」んだね。

松本：糖尿病と診断されて、ちゃんと真面目に通ったのは2年ぐらい。

医者の言いなりだと、一生通うことになるんですね（笑）。

先生からも「クスリはきちんと飲み続けなさい」と言われました。まあ、クスリの量は数値を見ながらですけど。「一生飲み続けろ」と露骨には言わない（苦笑）。

「……調子みて、ずっと飲み続けなさい」

◉「天童よしみ」から「はるな愛」

――ファスティングのきっかけは、保育園のママ友とか？

松本：ハイ、ママ友がファスティングできれいになったのを見て、びっくりしました。

彼女から聞いて、「私もやる！」と決めたんです。彼女は私より若いです。35歳くらい。

私は保育園の送り迎えで毎日会いますから、そのビフォーを知ってるでしょ。

彼女がどんどんやせてきたんで「何してはるの？」と聞いて、ファスティングのことをはじめて知ったんです。20キロ近くやせてました。ママ友の間でも話題になりますよ。

その変化は半年くらいの間かな。そりゃあ、周囲はびっくりしますよ。

スタイルが良くなるだけでなく、きれいになった。おシャレさんになりましたよ。

肌もきれいになるし、「美人になったねぇ！」と言われる。自分では「天童よしみから、はるな愛になった」って言ってましたヨ。

――アッハハハ、ユーモアがある方だねぇ。イメージわかるわ。

◉全国大会で準優勝

松本：「何やったの？」と聞いたら「ファスティング」。それも酵素ファスティングですね。

断食は、父親が糖尿病で断食道場に行ったりしてたので知っていたけど、酵素を使ったファスティングは知らなかった。

知人の紹介でインストラクターの方に指導していただきました。

酵素飲料を用いるので、それほどお腹は空かなくて、ムリなくできるんですね。

さらに面白いのは、セックスアピールに重要な胸やヒップはあまり変わらず、ウェストの脂肪が落ちてギュッと締まることです。だから、キュートなプロポーションになれる。

あれは不思議ですよね。そしたら同時に糖尿病も治っちゃった。

――ファスティングはどのくらいやったの？

松本：ファスティングは２０１４年10月から４回行なって、最終的に18キロ減量。ファスティング期間は７日ですが、その前後の準備と回復に７日ずつかけています。

今では、①ＨｂＡ１ｃが６・２、②血糖値（食後２時間）99、③尿糖がマイナスと正常になりました。

――それで、今の美しいあなたがあるわけだ。アフターのあなたは別人だ。

本当にスリムで、スタイル良くて、きれいで、チャーミングですよ。

松本：写真は、町の写真館で記念に撮ってもらったんです。おかげ様で、ファスティング全国大会で準優勝できました！　糖尿病も治り、若返れて、今が一番ハッピーです。

脳腫瘍＆糖尿病から、健康を取り戻す――体験者は語る❸・53歳、女性

◉5年間のつらい引きこもり

末松峰明《ほうみょう》さん（53歳、チベット体操・ヨガインストラクター）は、僧籍もある変わりダネ。頭脳明晰《めいせき》で行動派なので、その人生も波瀾万丈《はらんばんじょう》。大手会社のエリート社員だったのに、根が真面目なため社会に飛び出し、さまざまな職歴を重ねる。そのうちストレスで体調を壊し、さらに脳下垂体腫瘍《しゅよう》に侵される。

それにともなうクッシング病という難病が彼女を襲った。

その結果、重度の糖尿病を患う。約5年間は引きこもりの生活に……。

脳下垂体腫瘍の手術に加えて、断食などの食事療法を徹底することで、糖尿病の血糖降下剤、インスリン注射からも離脱、73キロまで太った体重も53キロと、健康もスタイルも回復した。かつてはドラえもんのようだったビフォーとは、だれが見てもまるで別人です。

現在、チベット体操などで、健康改善インストラクターとして活躍しています。

◉美人で才媛の若き頃

——あなた若い頃、メッチャ美人系だったよね。

末松：短大のときは、モデルのバイトやってました。

でもヤクザな仕事じゃないですか。原宿でスカウトされたんですけど、私、女優とかタ

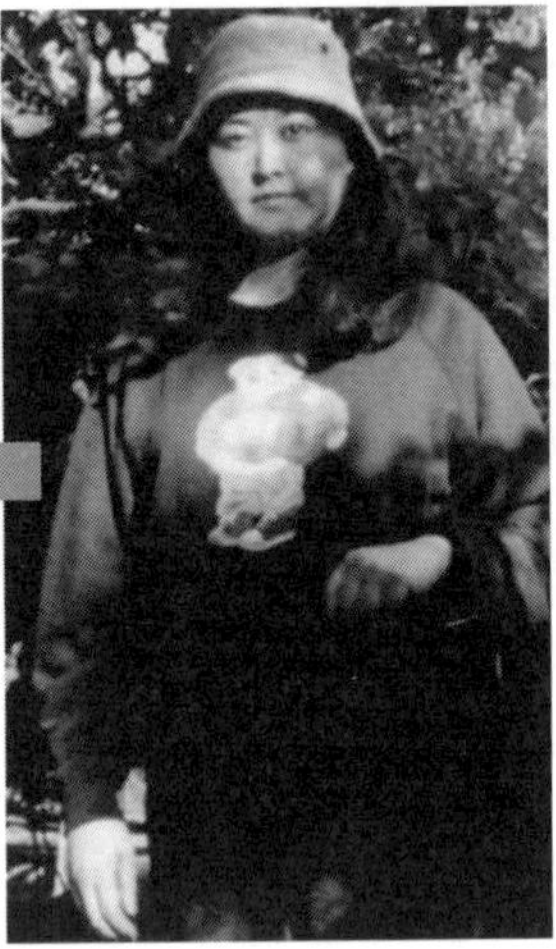

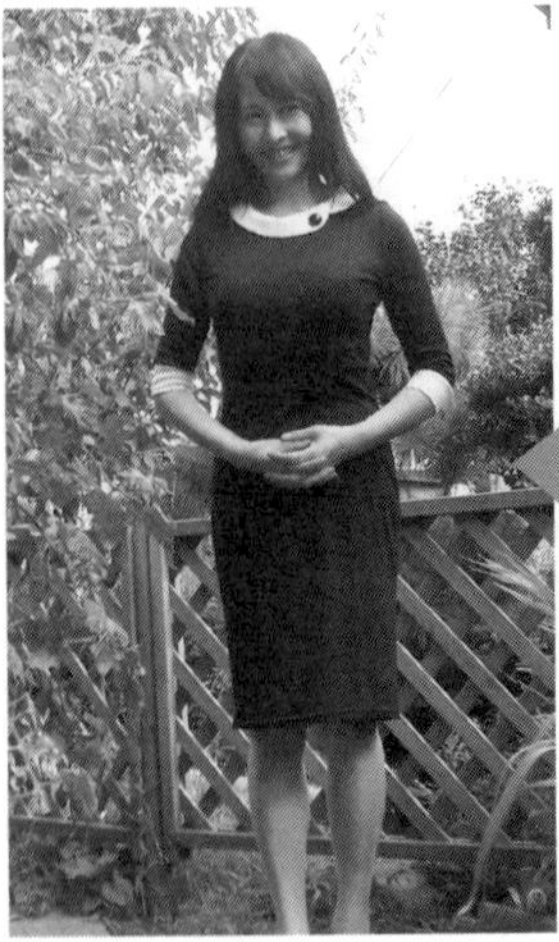

レントとかは、いい商売と思っていなかったから、本職には絶対するものか、と思ってた。雑誌「JJ」とかのモデルもやってました。30年くらい前で、1回5万円くらいもらった。あとは読者モデルみたいな感じでやってた。「CanCam」とかね……。

——日の当たるところにばかりなのに、なんで病気に？

末松：たぶん仕事のやりすぎで、ストレスたまってた。保険会社勤務のとき、病気になったんですよ。内勤になったとき、私がすごく仕事できちゃうから、イヤな上司にイジメにあいました。原因不明の慢性的な疲れがありました。まず、生理が止まっちゃった。

その頃は33歳くらい。吹き出物もバーッとできて、どんどん太ってきた。

――ありゃあ、ストレスだね……。

◉真ん丸のムーンフェイス

末松：ストレス食いしてましたね。ふつうに食べてたつもりですけど……。

トンカツとか……なんでも食べてました（笑）。収入が良かったから、ステーキとかクリームパフェとかをどんどん食べているうちに、そのときは気がつかなかったけど顔つきが違ってきた。とろーんとした顔になってきました。

それがクッシング病、つまり脳下垂体の腫瘍だったんです。

それ以外の症状はなかったから放置してたら、会社の健康診断で血圧を測ったとき、いきなり上が１５０。ビックリしてたら、友だちが「犬がかかる病気で、クッシングというのがある」と教えてくれたんです。別名、脳下垂体腫瘍。腫瘍のため、コルチコステロイド・ホルモン分泌が暴走する病気です。

そのとき、「犬だけでなく人間もかかる」と言われたんです。

友だちは、自分の犬がその病気になったので、当時の私の症状を見て「あ、これだ！」

と、すぐに気づいたんです。

——あの写真は、美人のおもかげがないねぇ。

末松：顔が真ん丸に腫れるムーンフェイスになって、太ってきた。

私は気づかなかったけど、まわりは「顔が違う」とヒソヒソ言ってたらしい。

体重は、もうそのとき60キロはありましたね。けっこうビックリして、別の病院に行って、ステロイド負荷検査を受け、そこで入院となった。造影剤を打って血管造影するというから、逃げ出した。人体実験の標本にされるところでした（笑）。

●血糖値400に「エーッ！」

末松：クッシングは、毛細血管がもろくなるんです。

ある日、毛細血管が切れるんですよ。だからよく出血する。それプラス糖尿病になっていたから……。小指のあたりの毛細血管が切れて、手がパンパンに腫れ上がった。

びっくりした。脚も膝あたりの血管が切れて、パンパンに腫れ上がった。

——毛細血管が詰まり、微小循環が阻害された。けっこう危ない状況だ。

末松：それで形成外科に行った。すると「あなた、血糖値が400ある」と言われた。

すごくびっくりして「エーッ！」と叫んだ。で、やっと糖尿病だと気がついた。それで、いよいよ脚がパンパンで痛くて歩けなくなった。こんなことしてたら危ないと……。もう、その頃は40歳近くになってましたね。

そんな状態で、35くらいから40歳くらいまで引きこもってました。女の一番いい時ですよね。そこで脳腫瘍の手術を受けることにした。糖尿病もひどくなってくるし……。

――トリプルパンチだったわけだ……。引きこもりもしょうがない。

末松：そうそう。昔は細くてきれいだったのが、体重73キロ。まるでドラえもん。顔に吹き出物ができる、シミが出る……。携帯も解約し、どこにも出かけず……。引きこもると運動不足になるし、ストレス太りになるし……。洋服が21号とか、「なにそれ！」ですよ（笑）。聞いたこともないサイズを着るようになりました。

◉断食と運動でスラリ

――食事療法などはどうしたの？

末松：食事制限をしました。それから、どんどんやせていった。

病院で食事が出るけど、自分でも食べない工夫をして、ご飯を抜いてみたりした。階段上り下りの運動もしたり。

それでやせてきたら、血糖値も改善していった。入院していた1カ月で、10キロ近くやせた。嬉しくてまた断食道場に行ったり、いろいろ自分で食べるのをやめたりした。

こうして43歳くらいで、元のスラリとしたスタイルに戻れた。

その頃から健康が大事だと、ヨガをやりだし、スポーツクラブや専門学校に通って、ヨガインストラクターの資格を取って、さらに、チベット体操などの資格も取ったのです。

糖尿病の検査……？　完璧に治ったので行ってないです。もう治ったみたいなんで。

初期の人なら、みるみる治る！

――ここまでの体験例で、重度の糖尿病患者でもファスティングで完治することが、ご理解いただけたでしょう。

インスリン注射を打つほどでない糖尿病の方なら、ファスティングでさらに劇的に改善します。

半断食指導で知られる食養グループ「蒼玄」に寄せられた体験談をまとめてみます。

◉半断食で血糖値が正常になった！【会津若松市・吉武稔さん】

10年前は、身長163センチ、体重75キロ。成人病検査で尿糖がプラス、血糖値が空腹時で170。この検査値に驚きました。

ふだん、身体の不調など、いっさい感じてなかったからです。

診断は「境界型糖尿病」。職場の同僚が胃潰瘍克服のため6日間の半断食をしていて、そこではじめてファスティングを知りました。

蒼玄の指導で、平成6年から一日1回の玄米菜食を中心として半断食を開始、動物性と果物は控え、海藻類、野菜、豆類を多くとるようにした。その結果、血糖値は10年ぶりに100を切った。腹部の脂肪もとれ、65キロに！　身体が動けるので、行動力が増し、活動的になり、明るく生活ができるようになりました。

毎月の健診では体重62キロ、血糖値も85～98で安定。ブドウ糖負荷試験の結果も問題なし。医者も「糖尿病をほとんど克服したと思われる」と太鼓判を押しました。

「食」を変えるとこんなに心身が変わるとは！

半断食を体験できてよかったと感謝しています。

声を大にして言いたい。病気を治すには、半断食で体質改善するのが一番です。

◉糖尿病のつらい症状も消え、家も和《なご》やかに【長野県・今井松枝さん、61歳】

30年くらい前の私は、のどの渇き、倦怠感、スーッと力が抜けるなど、糖尿病の症状に襲われていました。

1回目の半断食を今でも強烈に覚えています。少ない水分の中で、一口一口のお番茶の美味しかったこと!

60年の人生の中で、最高の感動でした。日々、穀菜食を実行し、半断食を重ねていくうちに、つらい症状も消え、穏やかで充実した日々を過ごさせていただいています。

そして家の中も和やかになり、あるとき医師である主人が「家の女房が変わった」と、ある方に嬉しそうに言ったとか。娘も体調が悪くなると、「そろそろ半断食」と言いだします。日に日に回復し、性格さえも落ち着き、穏やかになっていくのが手にとるようにわかります。同居していた亡き義母も、93歳のときに転んで腕を幾針も縫ったのですが、甘い物好きだったのをそれ以降やめ、半断食(高齢者対応)をした。すると、その回復の速さに医師が驚いておりました。

第２章
原因は「食べすぎ」「悩みすぎ」だ
――それは、万病の元なのです

「飲めや食えや」で、糖分が尿に溢れる

●暴飲暴食のツケ

糖尿病の５大原因――。

それは①「過食」、②「ストレス」、③「運動不足」、④「動物食」、⑤「砂糖」です。

これらはいずれも身体の中に〝体毒〟がたまる元凶となります。

それが、糖尿病の発症原因となるのです。

糖尿病――という病名が、すべてを物語ります。

読んで字のごとく、尿に糖が溢れだす病気です。

糖尿病患者が屋外で尿をすると、アリが集まってきます。

まさに尿に甘い糖分が出ている証しです。では、なぜ尿に糖分が出てくるのでしょう。

それは、まず食べすぎたからです。早くいえば、栄養分のとりすぎです。

もっとわかりやすくいえば、暴飲暴食のツケ。過剰な栄養分である糖分を身体が処理しきれなくなり、それが尿から溢れ出しているのです。

言い方を変えれば、身体は過剰な栄養分を尿を通じて〝排泄〟しているともいえます。

人間の身体には血糖値を調整するホルモンが存在します。それが、インスリンです。

すい臓から分泌され、血糖抑制ホルモンと呼ばれます。

これは、血液中の血糖値が異常に上昇したとき、それを抑制する作用を持っています。

いわば、血糖値のブレーキ役です。

◉抑制ブレーキもすり切れる

通常の食生活なら、血糖値の上昇も適正です。

軽くブレーキを踏むだけで、急激な上昇などもコントロールできます。

■ついに日本人の"糖尿病"は6人に1人？

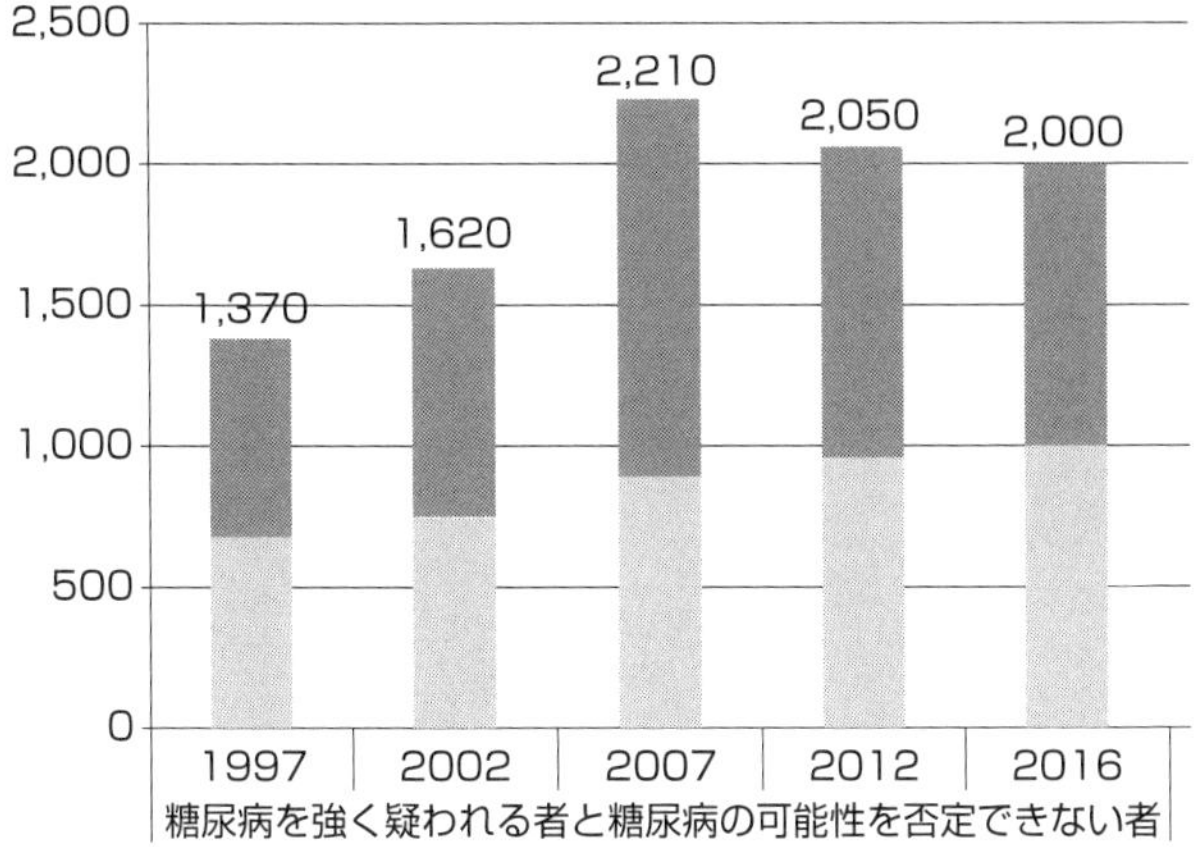

　しかし、のべつまくなしに「飲めや食えや」の過食、暴食の日々を送ると、血糖値は暴騰し続けます。それも当然でしょう。

　基礎代謝で処理しきれないほどの過剰な栄養分は、最後の手段として尿から糖分として排泄するしかないからです。

　暴飲暴食でつねに血糖値は急上昇して増え続ける。すい臓は必死でインスリンを出して、ブレーキを踏み続ける。

　しかし、このような日々が続くと、〝ブレーキ〟もすり切れます。つまり利かなくなる。すい臓がくたびれ果ててインスリンが出なくなってくるのです。すると、まさに〝ブレーキ〟の壊れた車そのもの……。

　こうなると、まさに暴走自動車。血糖値は

グングンと上がりっぱなし。尿から糖分も出っぱなし。ブレーキが壊れたから当然です。

こうして、あなたは立派な糖尿病患者と診断されるのです。

◉血がドロドロで毛細血管が詰まる

糖尿病の恐ろしいところは、オシッコが甘くなることではない。

血糖値が高くなる。それは、血液が〝砂糖水〟に近くなるということです。

つまり、血液が甘いシロップ状になる。よく、健康な血液はサラサラしているといいます。逆に不健康な血液はドロドロしています。前者は、全身の血管をサラサラとまさに春の小川のように流れていきます。逆に、後者はドロドロとドブ川のように流れるのです。

ドロドロ血液は、いかにも血管を詰まらせそうですね。

そのとおり、〝砂糖水〟と化した血液は、全身の血管を次第に詰まらせていきます。

この〝砂糖水〟状のドロドロこそが、〝体毒〟そのものです。

そして、人間の血管の95％は、毛細血管だといわれます。きわめて細い血管です。

それが全身の細胞、組織、器官を養っています。

その網の目のような血管の循環を「微小循環」といいます。

全身の血管が詰まり、合併症が起きる

◉赤血球同士がくっつき連なる

驚いたことに、これら毛細血管の直径は約4ミクロンと極細です。

それに対して、赤血球の直径は7・5ミクロン。そんな赤血球がどうして毛細血管を通っていけるのでしょう。

赤血球をよく見ると、真ん中がくぼんだ扁偏平形をしています。赤血球は、まるでお餅のようにみずからの身体を二つ折りにして、狭い毛細血管をくぐり抜けるのです。

こうして、赤血球は全身の末端の組織の細胞にまで栄養分と酸素を供給しています。

そのためには、サラサラ血液が必要です。しかし、糖尿病患者の血液はドロドロです。

過食をすると、体内に活性酸素が増えます。すると、血液のpHは酸性に傾きます。

これは、アシドーシス（酸血症）と呼ばれ、さまざまな病気の原因となります。

活性酸素の酸化力（酸毒）が組織や臓器を攻撃して傷《いた》めるのです。

また、精神的にもイライラして攻撃的になります。

さらに、血液の酸性化は、赤血球同士をくっつけてしまいます。

ちょうど穴の空いた小銭を紐《ひも》で連《つら》ねたようになります。

これを連銭形成《れんせんけいせい》（ルロー形成）と呼びます。これも、ドロドロ血液の原因です。

こうなると、自分の半分の太さの毛細血管に身体を二つ折りにして通過するなんていう赤血球の芸当も不可能になります。つまり、毛細血管にまったく血が通わなくなる！

その先の組織が壊死《えし》するのも当然です。

ミクロの毛細血管を詰まらせると全身の臓器に血液（栄養・酸素）が届かなくなる。

すると末端の組織は死んでいきます。それが臓器の壊死です。

◉最後はガンがあなたを待つ

つまり、糖尿病になると全身の組織がジワジワ弱り、腐り、死んでいくのです。

血管の詰まりは、ミクロの毛細血管から、次第に太い血管にまで及んでいきます。

糖尿病で血中に溢《あふ》れるのは過剰な糖分だけではありません。

蓄えきれない老廃物は、脂肪分や悪玉コレステロールなど、さまざまな〝汚れ〟として血液を汚すのです。それは血管内壁にネバネバ（アテローム）として付着していきます。

それが血管を詰まらせていき、全身の血行不良を招きます。

こうして、全身の臓器が弱っていきます。

だから、糖尿病は万病の元凶といわれるのです。

目の網膜の血管が詰まれば失明です。心臓の冠状動脈が詰まれば心筋梗塞。脳の血管が詰まれば脳梗塞や脳動脈瘤《りゅう》あるいは脳出血……それが、ゆっくり進めば認知症、さらにアルツハイマーなどが進行します。

肝臓や腎臓の毛細血管が詰まると肝炎、腎炎に……。

さらに悲惨なのは壊《え》疽《そ》です。血行障害で脚や腕の先に血液が届かなくなる。

そして、末端から腐っていきます。すると切断手術しかない。

腐敗が全身に及ぶと、最後に敗血症で急死するからです。

こうした糖尿病による血行不良の最後に行き着く先は、ガンです。

ガンは糖尿病の末期症状といえるでしょう。

ガン細胞が生まれる3要因は、**①低血流、②低酸素、③低体温**です。

まさに糖尿病の末期は、全身にガン細胞が増殖する最悪の事態を引き起こすのです。

「糖尿病は治らないッ!」と威張る専門医

◉「三食しっかり食べろ!」仰天指導

糖尿病は、なぜ発症するのか? 理由はじつにシンプルです。
まずは食べすぎです。暴飲暴食です。
そうして身体の代謝能力を超えた栄養分を体内に取り込み、ため込んだからです。

食べたから糖尿病になった。
なら、食べなきゃ治ります。

あまりに単純すぎて、言うのもバカバカしいくらいです。
しかし、こんなカンタンなことを現代医学のエライ先生方は理解できないのです。
そして、糖尿病の権威(?)として、大学の教授室にふんぞりかえっています。
彼らは、まず患者に向かってこう〝指導〟します。

「……毎日三食は、しっかり食べてください」

仰天とはこのことです。患者は三食しっかり食べたから糖尿病になったのです。

そんな患者に「三食キチンと食べろ」と指導する。

それが、糖尿病専門医による基本的な食事指導なのです。開いた口がふさがらない。

正気を疑うとは、このことです。

ドイツの古くからの諺《ことわざ》に、次のような戒《いまし》めがあります。

「一日三食のうち二食は自分のため、一食は医者のため」

これほど真理をうがつ警句があるでしょうか。

糖尿病専門医は、「三食キチンと食べて、糖尿病をキチンと悪化させ、キチンと儲けさせてくださいね」と言っているのです。

◉「患者を1人も治せない」と自慢

さらに目の前の糖尿病専門医のセンセイは、こう自信満々で断言します。

「糖尿病は治らないンです！」

つまり、このセンセイは「糖尿病は治せない、ない」と放言している。

いわば「オレは一生の間に、1人の糖尿病患者も治したことがない」と自慢している。

「どうして治らないんですか？」と聞いてごらんなさい。

「君ィ、医学の教科書に、そう書いておるヨ！」と憤然として答えるでしょう。

とんだ権威もあったものです。

あなたは、「オレは1軒の家も建てたことがない」と自慢する大工に、家の注文をする気になりますか？

「とんでもない」と苦笑いで手を振るはずです。

ところが、話が糖尿病になると、そんな無知・無能な偉いセンセイの自慢話に神妙にうなずいているのです。

◉死ぬまで薬を飲め、注射を打て

「糖尿病はネ、現代医学では、一生治らないことになっているんですよ」

患者は、オドオドとたずねる。

「では……どうしたらいいんでしょう？」

「ま、最近はいいクスリが開発されていますから」

その薬の正体は、血糖降下剤です。つまり、化学物質の〝毒〟作用で無理やり血糖値を下げさせるというシロモノです。当然、恐ろしい副作用があります。

「それをいつまで飲んだらいいんでしょう？」

「ウーン、まぁ、一生飲み続けることですね」

つまり、医者は「糖尿病は治さない」「薬を死ぬまで飲め」と命じているのです。

わかりやすくいえば「あなたを一生、病院の金ヅルにしますヨ」と宣告している。

あなたはため息交じりにゆっくりうなずく。すると医者は、思い出して付け足す。

「……あ、それとネ。インスリン注射は、毎日、絶対欠かさないように」

そもそも血糖抑制ホルモンのインスリンがうまく働かなくなったのは、あなたの過食、飽食、美食、さらに偏食が原因です。

これらをまず改めれば、インスリン分泌も改善する。そのことは子どもでもわかります。

しかし、これら食事の改善について、不思議なことに、医者はほとんど触れません。

「ま、食事はこのパンフに書いてあります」と小冊子を手渡しておしまい。その食事療法の「食品交換表」でも「三食しっかり食べる」と指導していることに呆れます。

「しっかり食べろ」「薬は死ぬまで飲め」「注射も死ぬまで打て」

これでは、糖尿病は完治するどころか慢性化・悪化していく。

それは火を見るより明らかです。

最初に「糖尿病は治らない＝あなたの糖尿病は治せない」と医者は告白したのです。

その場で「それならけっこうです！」と、席を蹴って帰るべきなのです。

そんな無能な医者のところに金輪際行ってはいけません。

「命の流れ」を無視したツケ……

●IN OUT、入れたら出せ！

「万病の原因は、〝体毒〟より起こる」

これは東洋医学の根本理論です。

これに対して西洋医学は、いまだ「万病の原因は不明」としています。

どちらが先進的、根幹的な医療であるか。この一事をもってしても自明です。

〝体毒〟の元は大きく二つあります。一つは「食べすぎ」もう一つは「悩みすぎ」です。

「食べすぎ」が、どうして〝体毒〟の原因になるのでしょうか？

私たちの消化吸収能力は、限られています。

私は25歳のとき、三島のヨガ道場を取材し、沖正弘導師にお会いしたときのことを、昨日のことのように覚えています。先生は、講堂の壇上で仁王立ちになり、黒板に力いっぱい、チョークで叩きつけるようにこう大きく書いたのです。

「IN　OUT」

そうして、こう大喝《だいかつ》しました。

「これが、命だ！」

「入れたら出せ！　出したら入れろ！　命は流れだ」

講堂の隅で革の取材ノートを膝の上に広げていた私は瞠目《どうもく》しました。

なんという直截《ちょくさい》な真理でしょう。目からウロコとは、このことです。

◉過食で全身にたまる〝体毒〟

沖先生のこの一言は、生命のすべてを物語っているといっても過言ではありません。

生命という流れは、太すぎても、細すぎてもいけない。

生々流転という言葉があります。

まさに大宇宙の理《ことわり》にしたがって命が流れる。そのとき、真正の生が営まれるのです。

「食べすぎ」がどうして〝体毒〟の原因になるのか？

それは、本人の代謝能力を超えて〝食べる〟からです。

新陳代謝という言葉が、生命のすべてを物語ります。

「新」（新しいもの）と「陳」（古いもの）が「代謝」――交代して、入れ変わる……。

これが命の営みである。それを先生は「ＩＮ　ＯＵＴ」の二語で明快に言ってのけた。

個人の代謝能力を超えるほど食べる。すると、その栄養分を消化・吸収・排泄しきれません。代謝機能は悪戦苦闘します。それでも、過食癖のある人は食べつづける。

これまで食べた分を代謝しきれない。なのに、次から次に食物が口から胃の中に送り込まれる。小腸、大腸は栄養分の吸収にフル稼働でがんばります。

それでも、上から次から次に栄養分が送り込まれてくる。

そこで、身体は代謝吸収しきれない栄養分を脂肪分などに替えて蓄えていきます。

それでも代謝能力が追いつかないと、処理しきれなくなった〝栄養分〟は、老廃物として全身の細胞にたまっていきます。これらは、ほんらい体内に存在してはいけない〝異物〟です。

さらに困ったことに、現代の食物や飲み物は、農薬や食品添加物、その他の化学物質や重金属などで汚染されています。つまりは〝汚れ〟です。早くいえば〝毒物〟です。

これらが〝体毒〟の正体です。それも少食なら解毒や排泄もスムースにいきます。

しかし、過食、飽食の日々ではまさに代謝が追いつかず体内にたまる一方となります。

「××炎」は食いすぎが引き起こす症状

◉活性酸素の炎で焼き尽くす

つまり、〝体毒〟とは、排泄しきれない食べすぎた食物のなれの果てです。

過食を続けると老廃物は、こうして全身の臓器、器官、組織、そして細胞に沈着、蓄積していきます。つまり、〝体毒〟がたまった人体は汚れきっているといえます。

最近の研究では、人体の総細胞数は約37兆個に達するといわれています。

その37兆個すべての細胞に〝体毒〟はたまっていくのです。

汚れがたまった細胞が、クリーンな細胞より生命力を失っていくのは当然です。

食べすぎた食い物が老廃物となり人体で悪さをし生命を弱らせるというわけです。

それら生命力の弱った細胞内では、ここぞとばかりに細菌、ウイルス、カビ、寄生虫などが猛繁殖を始めます。ミクロの細胞内でも、過酷な生存競争が営まれているのです。

それは、人体のおのおのの組織、器官、臓器でも起こります。つまり、ミクロの寄生生物たちがさかんに増殖を始める。早くいえば、ミクロの軍団が反乱を起こす。

人体は反乱軍の攻撃を受け、その細胞、組織はさらに疲弊します。

その反乱情報をキャッチして駆けつけるのが、人体を防衛する免疫細胞の軍隊です。つまり、白血球の防衛軍が出動する。とくに顆粒球部隊は、火炎放射器を装備しています。

彼らは反乱現場に駆けつけると、その強力な火炎の熱を増長したバクテリアなどの反乱軍に浴びせて、焼き尽くします。この火炎放射器とは、つまりは活性酸素です。

活性酸素の強烈な酸化力で、反乱微生物を焼き殺す。

人体のミクロの現場で繰り広げられる死闘とは、かくも熾烈《しれつ》なものなのです。

◉焼かれる痛み、発熱する炎症

体内に増殖した微生物たちを火炎放射器の炎で焼き殺す。

そのとき、放射器の炎は、反乱軍たちだけに浴びせられるのではありません。

当然、炎はみずからの細胞や組織にも向けられる。だから鎮圧の戦闘現場では、人体の組織、器官も活性酸素の〝炎〟は免れない。神経に火炎が当たれば痛みが走り、さらに発熱、腫れなどの症状が、反乱微生物たちの宿主でもある人体をも苛《さいな》みます。

これが「炎症」の正体です。

しかし、まさに読んで字のごとし。よくぞ名づけたものです。さまざまな「病気」（症状）の名称を思い出してください。ほとんどすべてに「××炎」という名前が付きますね。「胃炎」「腸炎」「大腸炎」から「肝炎」「腎炎」「すい炎」まで、ほとんどの「症状」に「炎」の字が付く。つまり、ほとんどの「症状」の原因は、微生物の反乱軍への活性酸素の〝炎〟の攻撃で発生しているのです。

糖尿病の合併症も、結局は全身の血管が詰まることで発症します。

それこそ万病の元――つまりさまざまな「××炎」の総元締めです。

さかのぼって、その原因（遠因）メカニズムを逆にたどってみましょう。

【病気】→「症状」→「炎症」→「発熱・痛み・腫れ」→「活性酸素攻撃」→「微生物の反乱」→「細胞・組織衰弱」→「血行障害」→「〝体毒〟増加」→「老廃物蓄積」→「代

謝能力超過」→【過食】

こうして見ると、万病の原因（遠因）が過食にあることは一目瞭然です。

断食は万病を治す妙法——ヨガの叡智《えいち》に学ぶ

◉「食べなきゃ」病気は治る

ここで、あなたは古代ヨガの奥義《おうぎ》を思い出すでしょう。

——ファスティング（少食・断食・一日一食）は、万病を治す妙法である——

5000年を超えるヨガの叡智は、まさに病気の真髄を喝破しています。

「食べたから」〝体毒〟がたまり「病気になる」のです。

それなら……。

「食べなきゃ」〝体毒〟は抜けて「病気は治る」のです。

なんとまあ、かんたんなことでしょう。

「万病は〝体毒〟より生じる」

ヨガや漢方などの東洋医学は、５０００年前からこの生命の真理を熟知していました。

そこからヨガ療法、漢方医療、さらにはインドのアーユルヴェーダーやさまざまな民間療法が派生して、発展したのです。

断食で万病が治る理由は、じつに簡単です。沖先生の言う「ＩＮ　ＯＵＴ」のうち〝ＩＮ〟（吸収）がストップされ、〝ＯＵＴ〟（排泄）が加速されるからです。

すると、人体の消化・吸収エネルギーは、排泄（排毒）に向けられます。

そもそも、一日三食食べると、その消化・吸収に、約42キロのフルマラソンを完走するほどのエネルギーを消費するそうです。つまり、それだけ消化器官に血液が集中します。

そのぶん脳に血液が行かなくなり、思考力も低下します。

たっぷり食べたあとに眠くなるのは、そういうわけです。

勉強や仕事をする気もなくなり、ゴロリと横になりたい。それは、血液が消化吸収にフル稼働しているからです。

◉自己浄化で理想の身体回復

しかし、断食すると、これら生命エネルギーは排泄活動に最優先でふり分けられます。

こうして〝体毒〟を排泄しきることを「自己浄化」といいます。このセルフ・クリーニングを終えた身体は、まさにクリーンで澄みきっています。

それは大宇宙（神様！）が与えてくれた理想の身体です。新陳代謝などの生命活動も理想的に営まれています。もはや、病気になりようがありません。

つまり、ファスティングは、理想の心身に到達する究極の方法なのです。

猛毒アドレナリン警報が体内を廻《まわ》る

◉敵との遭遇で放出される〝怒りホルモン〟

糖尿病の2番目の原因が「ストレス」です。

〝体毒〟のもう一つの原因は「悩みすぎ」と書きました。

ストレスも〝体毒〟を生むのです。その犯人は有毒ホルモンのアドレナリンです。

ストレスで悩むと、このホルモンが副腎から分泌されます。

つまり、心の悩みも〝体毒〟を生み出すのですね。

人間に限らず、動物はつねに平穏無事に暮らしているわけではありません。

時として、思わぬ敵に突然遭遇することもあります。

そのときの状況を思い浮かべてみましょう。突如、目の前に出現した敵！

動物がとる行動は、二つしかありません。「攻撃」か「逃走」です。

いずれにしても瞬時の反発力が求められます。

敵と対峙した野生動物は、一瞬、怒りの形相になります。

それは、体内で〝怒りのホルモン〟が分泌されたからです。その正体はアドレナリンという神経ホルモンです。敵を察知した瞬間、副腎から大量に分泌されます。

呼吸は荒くなり、心臓の脈拍は高まり、血圧は急上昇し、血糖値も急激に上がります。

それは、筋肉に酸素、血液、栄養を瞬時に送り込むためです。

「攻撃」にせよ「逃走」にせよ、筋肉反射へのバックアップ機能にスイッチが入ったのです。それにしても、よくできた生理メカニズムというほかありません。

◉毒蛇の3、4倍の猛毒ホルモン

このアドレナリンには、もう一つ特徴があります。それは、毒蛇の毒の3、4倍という猛毒物質であるということです。それが、血流に乗って体内を廻るのです。

あなたが、会社のイヤな上司に突然、呼びつけられた。他の社員の面前で口汚く叱責された。そんな場合、上司はまさにあなたにとって〝敵〟です。

突然の面罵は、まさに〝攻撃〟そのものです。

カーッと顔面が熱くなります。脈拍は速まり、握りしめた両の拳がぶるぶる震える。体内に〝怒りのホルモン〟が急速に放出されたのです。

帰宅して布団に入っても、イヤな上司の顔が浮かぶ。ああ、またムカムカしてきた。寝返りを打つ。とうとう朝まで眠れなかった。ああ……会社に行くのがイヤだなぁ……。

これが〝苦悩〟の正体です。つまり、イヤな上司の顔を思い浮かべるたびに、副腎から〝怒りのホルモン〟猛毒アドレナリンが放出され、全身を駆け廻る。

するとムカつき、気分が悪くなる。つまり苦しい。このアドレナリンは交感神経を緊張させ、全身の臓器を攻撃します。毒蛇の毒をしのぐ猛毒だから当然です。

交感神経が緊張すると血管が収縮します。血糖値が上昇します。体液は酸性に偏ります。

いずれもさまざまな病気を引き起こし、さまざまな症状が現れます。

これは、過食による〝体毒〟発生とそっくりですね。

つまり、ストレスによる苦悩からも〝体毒〟が生じるのです。

◉すべての情報を「好きファイル」に！

近年、脳科学の研究が進み、脳は「好き」（快感）と「嫌い」（不快）で外部からの情報を仕分けしていることがわかってきました。脳両側には扁桃体という部位があります。

「それが快感情報」と「不快情報」のファイルになっているのです。

「快感」ファイルに五感情報がインプットされると、快感ホルモンのエンドルフィンや感動ホルモンのドーパミンなどが分泌されます。すると、心は恍惚と感動に満たされます。

副交感神経が働き、心拍も血圧も血糖も落ち着きます。

つまり、心身は健康状態に向かうのです。

逆に、外部情報が「不快」ファイルにインプットされると、どうでしょう？

不快ホルモンのアドレナリンが分泌されます。

これは、これまで述べたように猛毒物質なのです。

それが〝体毒〟となり、ムカムカ気分が悪くなります。

心拍、血圧、血糖が上昇し、心身は不健康状態、つまり病気の発症に向かうのです。

ヨガの行者（ヨギ）や釈迦、キリストは、この事実に直感的に気づき悟ったのです。

「それなら、五感から入る情報をすべて『好き扁桃体』ファイルに仕分けすればいい！」

そうすれば「嫌い扁桃体」ファイルには、いっさい情報はインプットされない。

すると、苦悩の元凶アドレナリンもいっさい放出されない。

逆に「好き扁桃体」からは、快感ホルモンのエンドルフィン、感動ホルモンのドーパミン、理性ホルモンのセロトニンが放出され、快感、感動、理性がもたらされる！

なんと、素晴らしい発見でしょう。つまりは万物、万人を好きになればいいのです。

だから、これら宗教の開祖たちは素晴らしい心理学者でもあったのです。

「食べない」「悩まない」「怠けない」の〝三ない主義〟

◉筋トレで糖尿病は改善する

過食、ストレスに続く、糖尿病の3番目の原因が運動不足です。

この場合は、やせていても糖尿病になります。

筋肉をつければ「若返り」、「万病が治る」と言えば、あなたは耳を疑うでしょう。

最近の生化学研究で、筋肉はエネルギーを消費するだけでなく、みずから生命活性化物質を分泌していることがわかってきました。それは、筋肉ホルモン（マイオカイン）と命名され、約30種類が確認されています。これらホルモンは「代謝促進」「病気予防」「免疫強化」「生理活性」「コレステロール低下」などの生理効果があることが認められています。

これらはすべて生命力を活性化させ、若返らせる作用があるのです。

つまり、わかりやすくいえば、筋肉から〝若返りホルモン〟が分泌されるのです。

筋肉ホルモンの分泌量は、「筋肉量」×「運動時間」に比例します。

だから、筋肉を2倍つければ若返りホルモンも2倍！　さらに2倍筋トレすれば、若返り効果は4倍となります。あのハリウッド俳優シルベスター・スタローンがなぜ若々しいかもわかります。

筋肉太マッチョの彼はとてもオン歳70歳とは思えぬ若々しさ、逞しさを保っています。

それも、鍛え上げた見事な筋肉から若返りホルモンが分泌されているからです。

この筋肉ホルモンの作用の一つに「糖尿病予防」効果があるのです。

◉筋肉強化で血糖値は下がる

筋トレが糖尿病予防になる。その根拠は次のとおりです。

「……2型糖尿病では、細胞内の信号通信経路の不具合によって、インスリン指令が適切に伝わらない場合が多い。一方、そのような状況でも（筋肉の）収縮活動は、インスリンとは異なった信号通信経路で『糖』吸収を引き起こす」（東京都立大学・坂本啓特任教授）

血糖値を調整するホルモンがインスリンです。

それは筋肉に「血糖を吸収しなさい」と指令するメッセンジャーでもあります。

ところが、筋肉にはインスリン以外にも「血糖吸収システム」が備わっています。

医学界は、「糖」吸収システムの調節はインスリンのみであるという考えに凝り固まっていました。

だから、「糖尿病治療にはインスリン注射」という一本槍の治療法がのさばっていたのです。

しかし、近年の〝筋肉ホルモン〟の発見は「インスリンに頼らなくても、筋肉は糖吸収する」という事実を明らかにしました。

つまり、「筋肉強化で血糖値を減らし、糖尿病を克服できる」道筋が見えてきたのです。

◉運動不足も糖尿病の原因だ

逆にいえば、筋肉が縮小すると血糖値は上昇します。

全身の筋肉こそが、血糖を燃やす〝工場〟です。

筋トレで全身に筋肉をつける。それは、この〝工場〟を大型化することです。すると燃料（血糖）の消費量も増えます。それによって血糖値は抑制され、正常値を保ちます。

他方、運動不足で筋肉を使わない生活をしていたら、どうなるでしょう？

全身の筋肉は細く、弱々しいままです。すると、〝工場〟もきわめて小規模です。

そのぶん消費燃料も少なくなります。

余った〝燃料〟（糖分）はいやでも血糖値を押し上げてしまいます。

運動もしない、筋トレもしない、そんなだらだら怠けた生活を続けている。

すると、血糖値は上昇して糖尿病になってしまうのです。

だから、「食べない」「悩まない」「怠けない」の〝三ない主義〟が大切です。

これだけで、糖尿病はあっけなく治ってしまうのです。

糖質制限が危険なワケ

◉危険な〝糖質制限〟ブーム

4番目の糖尿病の原因にも触れておきましょう。

それは、動物食です。

その中でも肉食は糖尿病の大きな原因だと言ったら意外でしょうか。

昨今は「糖尿病を予防する」という名目で〝糖質制限〟が大ブームです。

これは、「血糖値の元となるのは糖質だから、それを控える」という発想なのです。

3大栄養素とは、炭水化物、タンパク質、脂肪です。この中で、炭水化物を抜いた食事をとろう――と呼びかけているのが〝糖質制限〟なのです。

これは3大栄養素の一つを完全に拒否するわけです。実際はムリがあり、不自然です。

炭水化物（糖質）をとらなければ、その栄養分はそれ以外のタンパク質、脂肪に頼るしかありません。

◉動物タンパクが発ガン物質に⁉

ところが「タンパク質とりすぎは発ガンの元凶となる」という衝撃報告があります。

それが「チャイナ・スタディ」です。これは、米コーネル大学のコリン・キャンベル教授（栄養学）らが実施した、アメリカと中国の健康比較をした大がかりな疫学研究「チャイナ・プロジェクト」の集大成の報告です。この研究は「疫学研究のグランプリ」（ニューヨークタイムズ紙）と称賛されたほど権威の高いものです。

そこで警告されているのが、とりわけ動物タンパク（カゼイン）による発ガンです。食事カロリー全体に占める割合を10％から20％へ2倍に増やしただけで、実験動物（ラット）の発ガンは9倍に激増したのです。

5％を20％にすると、発ガン率は約20倍に激増しています。これらの実験結果を踏まえて、キャンベル博士は「動物タンパクこそが史上最悪の発ガン物質である」と断定しています。

◉心臓病死8倍、乳ガン5倍、大腸ガン4倍

〝糖質制限〟を指導する本はカロリーは「肉や脂肪からとる」ことを勧めています。

しかし、これら著者は「チャイナ・スタディ」の衝撃警告を知っているのでしょうか？

さらに驚愕《きょうがく》すべきは、肉食者の異様に高い死亡率です。

2万5000人以上のベジタリアンと、ふつうに肉食をするアメリカ人とを比較した疫学調査があります。それによれば、心臓病死は肉食者が8倍も多かったのです。また、大腸ガン死は4倍でした（フィリップス報告）。

これらの数値は、中国人とアメリカ人を比較すると、さらにハッキリしてきます。

アメリカ人男性の心臓発作による死亡率は、中国人男性の17倍という驚倒する大差が確認されています。またアメリカ人女性の乳ガン死亡率も、中国人女性の5倍に達していました（「チャイナ・スタディ」）。

ちなみにアメリカに移民した日系人は、二世、三世になるほど、母国日本に比べて大腸ガンが激増しています。三世にいたっては、大腸ガン死亡率は母国日本の5倍です。

肉や動物食中心の食生活が、いかに危険きわまりないかをハッキリ示しています。

◉脂肪8倍で乳ガン死25倍に

それだけではありません。肉をまったく食べない菜食主義者に比べて、週に6日以上肉を食べるお肉大好き人間は、なんと3・8倍も糖尿病で死んでいるのです（『ぼくが肉を食べないわけ』ピーター・コックス著、浦和かおる訳、築地書館）。

〝糖質制限〟本は、糖質（炭水化物）をとらない代わりに、動物タンパク（肉など）を勧めています。

しかし炭水化物より動物タンパクのほうがとりすぎははるかに危険で致命的なのです。

さらに〝糖質制限〟では、脂肪を代わりにとることも推奨しています。

しかし、脂肪のとりすぎもガンを急増させることがわかっています。

「脂肪摂取量と乳ガン死亡率」との関係をみてみましょう。

一日当たりの脂肪摂取量が増えるほど、乳ガン率は比例して増えるのです。

たとえば一日当たりの脂肪摂取量が約20グラムのタイの乳ガン死亡率は、10万人当たり1人強です。

なのに、約160グラム、つまり8倍も脂肪を食べるオランダの死亡率は25人超です。

脂肪の過剰摂取は明らかに乳ガン激増の原因なのです。

これら、動物タンパクや脂肪の過剰摂取の恐ろしさも知らずに、〝糖質制限〟と称して炭水化物を断って、タンパク、脂肪のみの食事を勧めることは、もはや殺人といえます。

「甘い物」好きは、糖尿病へ一直線

◉白砂糖は〝猛毒〟である

糖尿病になる5番目の原因が、「甘い物」（砂糖）です。

結論からいえば、「甘い物」好きの人は糖尿病へ一直線です。

これは、すぐにわかるでしょう。元凶は砂糖です。とくに白砂糖は最悪です。

「白砂糖は〝猛毒〟ですッ！」

断食や食事療法の権威、菅野喜敬医師（セントクリニック院長）は断言します。

意外に思われる方がほとんどでしょう。そんなこと、小学校の家庭科でも習わなかった。それどころか大学の栄養学の授業でもいっさい教えません。

テレビや新聞でも、目にしたことはない。聞いたこともない。だから「砂糖は〝毒〟だ」なんて聞いたら、「ウッソー！」と若い女性なら眉をつり上げて叫ぶことでしょう。

白砂糖が、いかに〝猛毒〟か、その例をあげます。

◉血糖値のジェットコースター

白砂糖は不純物が完全に除かれた糖分です。

それは瞬時に吸収され、血糖値を急激に上昇させます。血糖値が突然跳ね上がるので、すい臓は慌てて血糖抑制ホルモンのインスリンを大量分泌して、異常な血糖濃度を抑え込もうとします。

血糖値は、今度は急降下――。ついには通常の血糖値を割り込んでしまいます。

すると血液は血糖不足となり、身体は甘い物を欲します。

さらに、身体は血糖値を上昇させるためにアドレナリンを分泌します。

それは、別名〝怒りのホルモン〟です。

だから無性に甘い物が欲しい。そして、なぜかイライラする。それもそのはず、毒蛇を上回る猛毒が分泌されたのです。ムカムカ不愉快になるのも当然です。

こうして、手近な大福でもなんでも甘い物に貪《むさぼ》りつく。

すると、白砂糖が消化器から吸収され、血糖値がまたも急上昇――。

そしてインスリンが大量分泌され、血糖値は急降下し、またもや通常の血糖値を割り込む。甘い物がむやみに食べたくなり、アドレナリンが分泌される……。

つまり、甘い物を食べると血糖値が急上昇、急降下をくり返す。

私はこれを血糖値のジェットコースター現象と呼んでいます。

この目のくらむ上下動をくり返すうちに、身体は四六時中、甘い物を欲するようになります。つまり甘党、甘い物中毒となる。

こうして、いつでも甘い物（白砂糖）が体内に入ってくる。

これに対して、血糖値の異常上昇を抑えるため、すい臓はフル稼働状態になります。

つまり、インスリンが出っぱなしとなるのです。

◉甘い物漬けで発症する〝文明病〟

抑制ホルモンがだだ漏れ状態のため、血糖値はつねに抑えられて、正常値以下になってしまいます。つまり、砂糖を大量にとっているのに低血糖となる……。皮肉ですね。

これが低血糖症です。それは、かつてはなかった異常な病気です。

砂糖を大量に、のべつまくなしにとる食事などを、人類はかつて経験していません。

だから、低血糖症は〝文明病〟とも呼ばれているのです。

明治以来、「砂糖消費量は文明のバロメーター」といわれてきました。

日本人は「なるほど、そうか」と砂糖を使ったハイカラな食事に憧れ、先を争って食卓に取り入れたものです。しかし、正体は〝文明病のバロメーター〟だったのです。

低血糖症の症状は、血糖値が低めになるというだけではありません。

このとき、血糖値を押し上げようとアドレナリンが分泌されます。それは、別名〝怒り〟と〝攻撃〟のホルモン。毒蛇級の猛毒が体内を駆け廻る。だから、低血糖症の人はつねにイライラ、ムカムカしている。そして、すぐにキレる。

これらは低血糖症患者の典型的な神経症状です。

砂糖のとりすぎは、血液を酸性（アシドーシス）に傾けます。

これも交感神経を緊張させ、血圧、脈拍、血糖値の上昇を引き起こします。

こうして、緊張と怒りはエスカレートしていきます。

「……甘い物好きにはヒステリーが多い」

昔からいわれることです。

つまり、心身がつねに不快、不安な緊張状態にあるのです。

そして、他者に対しては攻撃的になります。暴力や攻撃の衝動を抑えきれない。

こうして突発的に他者への暴行、傷害、殺人などの行為に走ってしまうのです。

アメリカの研究者の調査では、刑務所に収容されている囚人の８割以上が低血糖症だったと報告されています。

そうして刑務所内では、ムカつく、キレる、ぶっとばす暴力行為が日常茶飯事だったのです。

◉食事を改善すると劇的変化

アメリカの受刑者たちに共通するのは、きわめて偏《かたよ》った食生活です。コーラや炭酸飲料などをラッパ飲み。食事はハンバーガーなどジャンクフードだらけ。

ところが刑務所の給食から砂糖を取り除き、ビタミンやミネラル、繊維の豊富な未精白パン、野菜、果物中心の食事に切り替えてみたら、効果は劇的に現れました。

つねに荒れて暴力沙汰が絶えなかった刑務所内が、まるで別世界のように静かな落ち着いた場所に変わったのです。受刑者たちは驚くほど変化しました。

「人生がこれほど楽しくて、幸福だったなんて……」

彼らは、低血糖症が引き起こす猛毒ホルモン、アドレナリンの〝苦悩〟から解放されたのです。そして、バランスのとれた理想食で、快感ホルモンのエンドルフィンによる〝至

■①少食にすれば②から⑤も改善される！

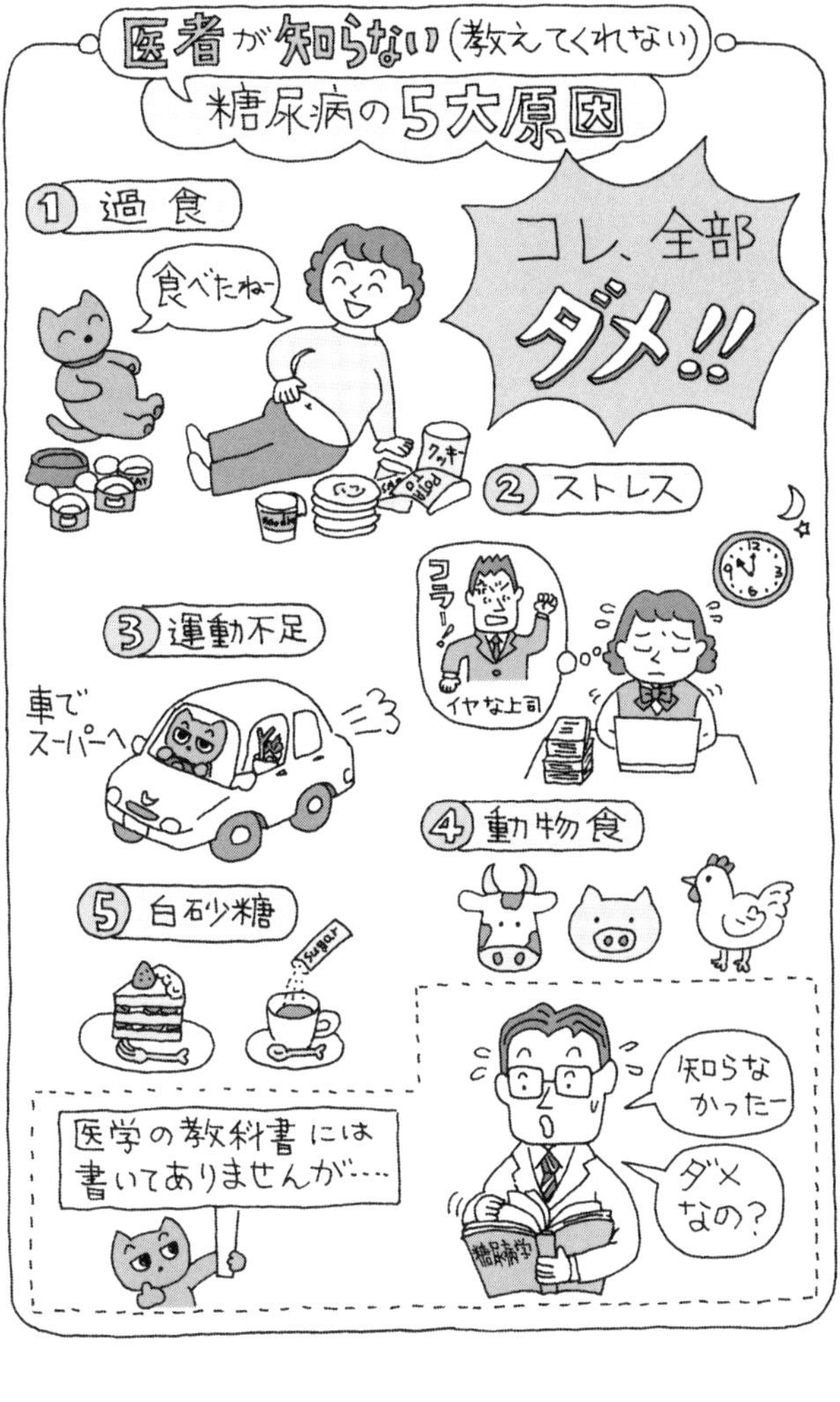

医者が知らない（教えてくれない）
糖尿病の5大原因
コレ、全部ダメ!!
①過食
食べたねー
クッキー
②ストレス
コラー！
イヤな上司
③運動不足
車でスーパーへ
④動物食
⑤白砂糖
Sugar
医学の教科書には書いてありませんが・・・・
知らなかったー
ダメなの？
糖尿病学

福〞を味わっているのです。

甘い物断ちと少食・断食で全快！

◉低血糖症に続く怖い病気

このように、甘い物を大量にとり続けると、まず低血糖症に見舞われます。すい臓が血糖抑制ホルモンをフル稼働で出し続けるからです。だから血糖値ははじめのうちは抑えられるのです。

しかし、フル回転で働き続けてきたすい臓も、さすがにくたびれてきます。車でもブレーキを目いっぱい踏み続けていると、最後はすり切れ故障してしまいます。必死で踏み続けて血糖を抑えてきた。そのブレーキが壊れたらどうなるでしょう。

当然、血糖値は上昇を始めます。こうしてブレーキ故障のため、それまでの低血糖から高血糖に急激に移っていくのです。これが糖尿病です。

その意味で、低血糖症は糖尿病の前駆的疾患といえます。

現代医学では、糖尿病を「1型糖尿病」「2型糖尿病」に分類しています。

▼1型糖尿病：インスリン絶対量が足りないため症状が出る（糖尿病全体の約5％）。
▼2型糖尿病：インスリン相対量が少ないため症状が出る（糖尿病全体の約95％）。

——この分け方は、あまり意味がないように思えます。

菅野喜敬医師によれば「1型と断定された患者も、すい臓のインスリン産生能力はゼロではない」という。「数％の産生能力でも、食事療法で回復します」。

だから「1型は治らない」という現代医学の定義も完全に誤りなのです。

◉生命体は再生・回復する

強いていうなら、1型は重度で2型は軽度の糖尿病ということになるでしょう。

つまり、1型は血糖抑制ブレーキが完全に壊れている。2型は一部壊れている。

だから糖尿病専門医は、「一生治らない」と患者に宣告するのです。

そして「血糖降下剤を一生飲み続けろ」と命令する。

1型にいたっては「完全に壊れているから、一生インスリン注射を打ち続けろ」と言う。

しかし、ここでまちがってはいけないのは、ブレーキはあくまでたとえ話です。

人体は断じて機械ではない。機械のブレーキなら自然に直ることはありえない。しかし、人体のすい臓は機械ではない。生きている臓器です。

それには「ホメオスタシス（生体恒常性維持機能）」という修復機能がそなわっています。

生命体は再生・回復する。これこそが、生命と機械の根本的な違いです。

約200年前に登場したルドルフ・ウィルヒョウ（ベルリン大学学長）は、いまだ〝医学の父〟として祭り上げられています。そのウィルヒョウ理論の根幹が、生命「機械論」なのです。つまり「生命とは、しょせんは『機械』と同じモノである。モノに自然に治る力などあるはずがない」と自然治癒力を真っ向から否定した。

そうして、こう宣言したのです。

「病気を治すのはわれら医師であり、医薬であり、医術である」

なんという高慢さ、なんという誤謬《ごびゅう》でしょう。

◉自然治癒力を否定した過ち

ここで、ウィルヒョウは致命的な過ちを犯しています。

それは、生命の根本原理である自然治癒力を根底から否定したことです。

その〝医学の父〟の流れを汲み、現代医学も自然治癒力を否定しています。

大学医学部の授業で、自然治癒力の講座は1時間もありません。

現代の医療利権を牛耳るのは、ロックフェラー財閥などの国際医療マフィアです。

彼らにとっては、自然治癒力など絶対に認めるわけにはいかない。

なぜなら、患者が自然に治るということが人類に知られれば、医者もクスリ屋もオマンマの食い上げになってしまうからです。

話を糖尿病に戻しましょう。

現代医学の糖尿病の概念は「インスリン分泌機能が衰えたら、絶対に元に戻らない」という立場です。まさに自然治癒力の完全否定です。

しかし、これは根本的な誤りです。

◉15人もインスリン離脱に成功

インスリン注射を強制され、依存状態にあった人でも、適切なファスティング（少食・断食・一日一食）を実践することで、インスリン注射から離脱しているのです。

私のまわりにも、そんな方が何人もいます。

ある医師は「適切な断食指導で、インスリン注射依存の重度患者15名全員、インスリンから離脱させた」と明言しています。

適切・慎重なファスティングや菜食などの指導を行なえば、2型糖尿病はいうまでもなく、1型糖尿病ですら回復に向かうでしょう。

「糖尿病は一生治らない」は、まさに悪魔の呪文です。

その〝洗脳〟の罪は底なしに深い……。

その囁《ささや》きを信じて、血糖降下剤など有毒薬剤の量を増やし、インスリン注射の量を増やして糖尿病を悪化させている患者が、ほとんどだからです。

〝治さず〟〝生かさず〟。そして最後は……〝殺す〟。

そんな、現代医療の悪魔性が、糖尿病治療の現場にも歴然として存在します。

第３章　まちがいだらけの〝栄養学〟

――「足し算」の栄養学から「引き算」の栄養学へ

「食べなきゃ治りません！」は本当か？

◉しっかり食べてますか！

「食べないと治りませんよ！」

病院に行くと、必ずこう言われます。

どんな病気でもそうです。栄養士さんが、そばについて励まします。

「しっかり食べて、しっかり治しましょうね」

「ああ……ハイ、わかりました」

食欲のない患者も、思わずうなずきます。

どの病院でも見られる光景です。お医者様も入院患者を見回るときに必ず聞きます。

「食欲はどうですかぁ？　しっかり食べられてますか？」

それでも食欲がなくて、どうにも食べられない患者さんもいます。

すると、栄養士さんが横について、口を開けさせ、スプーンで給食を押し込むのです。

「ハイ、がんばって食べましょうね。栄養をとらないと治りませんよ！」

次から次に、口の中に食べ物を入れられる。患者さんも、目を白黒させながら必死で飲み込みます。そして、あとで胃もたれの苦しさで肩で息をしているのです。

栄養士さんも、お医者さんも、悪意はまったくありません。

食べなければ病気は治らないと固く信じているのです。どうしてでしょう？

「食べないと、栄養失調になりますッ！」

管理栄養士さんなど、机を叩いて大声を上げるかもしれませんね。

「食べないなんて、君ィ、無茶だよ……」「そりゃあ、患者の人権無視もはなはだしい」

医学部の教授なら、顎《あご》をなでながら渋面をつくるでしょう。

栄養士も医師も、「栄養不足が万病の元」と思い込んでいるのです。

◉西洋医学VS東洋医学は？

いっぽうで、ヨガの教義を思い出してください。

――ファスティング（少食・断食・一日一食）は、万病を治す妙法である――

「腹八分に医者いらず」「腹六分で老いを忘れる」「腹四分で仏に近づく」

このヨガの教えは、数多くの「科学的データ」で立証されています。

西洋医学は、「食べないこと」が万病の元であると言っています。

東洋医学は、「食べすぎこそ」が万病の元であると言っています。

まるで真逆ですね。どちらが正しいのでしょう？

西洋医学は「たっぷり栄養をとるほど、たっぷり健康になる」と言っているのです。

「豊かな栄養が、豊かな健康をつくる」。いわば、「足し算」の栄養学です。

そして、いまや西洋医学が世界中を支配しています。

だから現代人は、洋の東西を問わず、人並みどころか、人よりたくさん食べる。

するとより豊かな人生が送れる。だれもが、そう信じて食卓を囲んでいます。美食に舌鼓を打っています。

するとより豊かな人生が送れる。

彼らにとって「食欲旺盛」は「生命旺盛」と同じなのです。

他方、東洋医学は「少なく栄養をとるほど、壮健長寿となる」と教えるのです。

これは、いわば「引き算」の栄養学です。

だから、東洋医学のルーツ、ヨガはこのように教えます。

「食べる工夫より、食べない工夫をしなさい」

まさに、「引き算」の栄養学の真髄です。

ファスティングで消えた！ 10センチの巨大ガン

◉1人の主婦が下した勇気の決断

しかし、このヨガ奥義の教えは、現代の栄養士さんや医師たちにとっては、仰天絶句、驚天動地のようです。

「栄養失調になりますよ！」「なにをバカなことを言ってるんですか！」

血相を変えた表情が目に浮かびます。ましてや、「断食」などと言ったら、医師の顔が引きつります。血の気が引きます。彼らは声を震わせながら、こう叫ぶでしょう。

「餓死しますッ……！」

1人の女性の例をお話ししましょう。

菊永恵妃《けいひ》さん（37歳）。2人のお子さんのいる主婦です。

ある講演会場で、私に話しかけてこられました。開口一番こう言ったのです。

「船瀬さんは、私の命の恩人です」

初対面の方にそう言われ、面食らいました。

聞くと、1年ほど前、YouTubeで私の動画を見たそうです。

そこで、私は抗ガン剤の危険性に熱弁をふるっていました。

それから1カ月後、彼女の運命が激変します。

じつは、それまで下腹部に膨らみがあり気になっていた。

それで、T大病院の医学部で受診すると、助教授の主治医からガンだと告げられた。それも、「デスモイド腫瘍」と呼ばれる特異なガンだという。

それは、すでに直径10センチの巨大な塊に成長していた。

◉断食は餓死しますッ!

主治医は、即座に抗ガン剤、放射線、手術を勧めてきた。

お決まりの〝ガンの3大療法〟です。

「お断りします!」彼女はピシリと言った。

「エッ……!?」

面食らった医師は、気をとりなおして聞き返した。

「では、どうやって治すんですか?」

「断食で治します」

「餓死しますッ!」

まさに、反射的に医師は答えています。

「断食=餓死」という構図が、アタマの中に刷り込まれている。

つまり、現代医学の医師たちにとって、断食療法などは「死に結び付く」トンデモナイ狂気の沙汰と思い込まれているのです。

その発想もよくわかります。

「食べない」→「栄養不足」→「やせていく」→「生命力低下」→「衰弱」→「餓死」と

■ファスティングだけで10㎝のガンが半年で消えた！

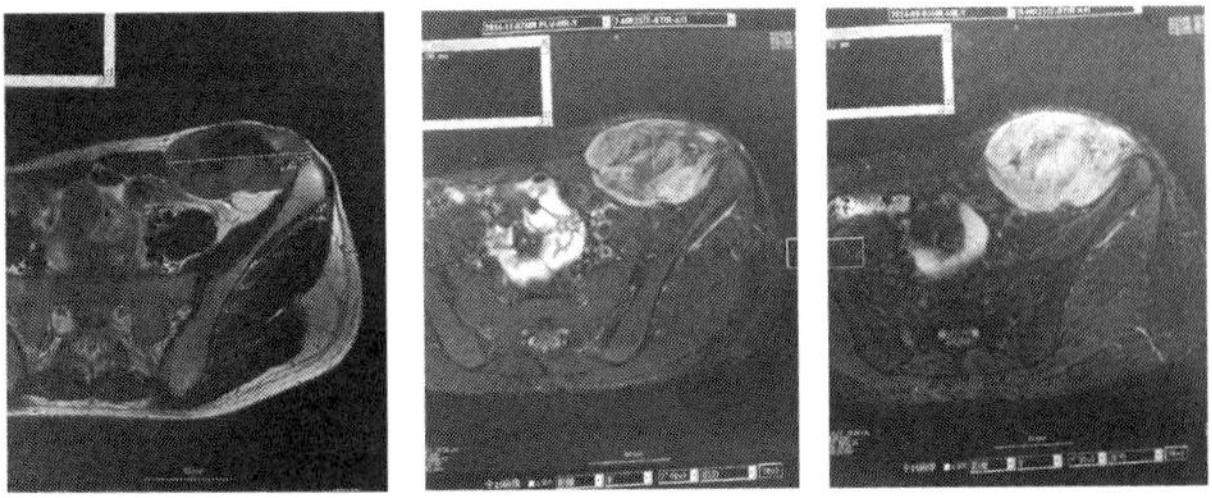

2015.3.5 ← 2014.11.7 ← 2014.9.5

さらに22日断食を実行。約6カ月間で腫瘍が消失した。

8日断食を実践した後の腫瘍の状態。

上部に白く浮かびあがるのが直径10cmに及ぶ腫瘍。

考えるのです。それでも菊永さんは医師の制止を振り切って、決然と席を蹴って、その場をあとにしています。たいしたものです。

　T大助教授の説得をまったく問題にもしなかったのですから……。

「あのまま、勧められるまま、抗ガン剤、放射線や手術を受けていたら、私は生きていなかったと思います」

　彼女は、まっすぐに私を見つめながら言いました。

◉ガンは半年で消滅した

　彼女の経過を示す写真があります。

　わずか半年で、直径10センチもあった腫瘍は完全に消え失せています。

少食、断食によるファスティング療法の見事な成果です。

思い出してください。「万病は〝体毒〟から生じる」のです。

断食すなわち食を断てば〝体毒〟はおのずから体外に排毒されていきます。

ガン腫瘍は、〝体毒〟の塊です。いわば、一時的な「ごみ捨て場」です。

ガンの働きは血液の「浄化装置」でもあるのです。

外から食物が入って来なければ、あとは排泄だけです。身体はこれ幸いと、ガン腫瘍という〝体毒〟を排泄します。こうして、〝毒〟は急速に抜けていきます。

あとは抜け殻が残るだけ。このようにファスティングでガンが快方に向かう仕組みは、じつにシンプルなことなのです。

6カ月後、菊永さんの腹部のMRI画像で、腫瘍が消滅しているのを確認した主治医は沈黙しました。それから、彼女に聞いたのです。

「……何をなさったのですか？」

「ファスティング……少食と断食です」

医師はノートを取り出し、こうたずねたそうです。

「そのファスティングというのを、僕に教えていただけませんか？」

「もっと肉を、カロリーを！」フォイト栄養学の大罪

◉まちがいだらけの栄養指導

医者が、「断食」と聞いた瞬間に「餓死します！」と反射的に答える。

それは、彼らのアタマの中にカロリー理論が刷り込まれているからです。

また、医師は「栄養のある物を食べてくださいね」と患者に勧めます。

「栄養のある物といいますと……？」

患者は、身を乗り出してたずねます。

「……そりゃあ、まずお肉ですよ。牛乳も完全栄養ですから、しっかり飲んでください。卵も栄養バランスがとれています。あ、それと、おやつのケーキもオススメですネ。糖分は脳の大切な栄養源ですから……」

お医者様の快活なアドバイスに、あなたはニッコリしてうなずくでしょう。

しかし、これらは残念ながら、まちがいだらけの栄養指導なのです。

とくに、糖尿病患者にこのような指導をすることは、「死ね！」というのに等しい。

まさに、あなたは栄養たっぷりで確実にポックリ死ぬことでしょう。

こう言っても、あなたはキョトンとするだけでしょう。

お医者様は悪意があってあなたにまちがった栄養指導をしているわけではありません。

彼は、心底あなたの健康を思い、もっとも〝理想的〟と信じる栄養指導を懇切に行なってくれたにすぎません。

しかし、それもまた180度真逆なのです。まさに、栄養学の悲喜劇です。

その根本的まちがいはどこから始まったのでしょう。

◉〝偽栄養学の父〟の大罪

その謎を解明するためには、近代栄養学の成立まで時間をさかのぼる必要があります。

ここで、1人の学者にご登場願わねばなりません。

カール・フォン・フォイト。ドイツの栄養学者です。彼は1863年から、なんと45年間の長きにわたってミュンヘン大学の生理学教授を務めています。

いわば、ドイツ生理学会の首領《ドン》です。彼は、今も〝近代栄養学の父〟として称えられています。しかし、彼は二つの大罪を犯しています。

フォイトの犯した過ちの一つが、肉食の礼賛です。

彼は「炭水化物は栄養が乏しいので控えるように」とドイツ国民に指導しています。

そうして、「優れた栄養とはタンパク質である」と推奨したのです。なかでも「動物タンパクは優良であり、植物タンパクは劣等である」と優劣の差をつけ、動物タンパクを勧めたのです。肉は最上の動物タンパクとして絶賛しています。

このように彼にとって、「タンパク質＝肉類」といっても過言ではありません。

彼は、当時のドイツ国民の食生活を調査し、タンパク質の摂取量は成人1人当たり一日48・5グラムであることを確認しています。

さらに、これは十分に必要量を満たしているのです。

にもかかわらず、なんとフォイトは論文にこう特筆したのです。

「……必要なタンパク質摂取量は一日118グラムである」

これは、平均摂取量の約2・5倍増です。

そうして、フォイトにとって「タンパク質＝肉」です。

つまり、この論文はドイツ国民に「2・5倍、肉を食え！」と命じたに等しいのです。

◉食肉産業と軍部の要請

なぜ、彼はドイツ国民の必要量を〝増量〟したのでしょう？

おそらく、この〝栄養学の父〟は、同国の食肉産業と〝癒着《ゆちゃく》〟していたことはまちがいないでしょう。でなければ、唐突に国民に2・5倍も肉を食えと命じる理由が成り立ちません。

フォイト栄養学の肉食礼賛に拍手を送ったのは食肉産業だけではありません。

ドイツ軍部も、その理論を称賛しました。

それは、強健な軍人を育成するのに、まさにうってつけだったのです。

あとで述べますが、肉食には恐るべき危険性があります。まさに短所だらけです。

しかし、見方を変えれば、〝長所〟といえるものもあります。

まず、肉食は身体の成長を促進します。さらに肉を食べると体液が酸性に傾きます。

するとイライラして攻撃的になるのです。そのため瞬発力がつきます。

つまり、肉食で（1）大きな体格、（2）攻撃性、（3）瞬発性が養われます。

これは、兵士にとっては必要な3要素です。

こうしてフォイト栄養学は、商業と戦争のための栄養学として、もてはやされたのです。

その見返りに、彼は〝栄養学の父〟という称号と、欧州の生理学会の重鎮としての権威《けんい》を獲得したのです。

地球は肥満者の天国になった！

◉第二の過ち――カロリー理論

フォイトの犯したもう一つの罪が、カロリー理論です。

フォイトらは、生命エネルギーの根源は食物にあると考えました。

それは食物が体内で酸素と化合したときの酸化つまり燃焼エネルギーと考えたのです。

じっさいに、実験も行なっています。それは、鉄の釜を準備して、そこで一日に食べる食品を燃やしてみて、そこから出る熱量（カロリー）を生命維持に必要なエネルギーとして測定したのです。これが、カロリー理論の発端です。

そして、今でも栄養といえばカロリー。フォイト栄養学が歴然と生きているのです。

この測定実験の結果を踏まえ、フォイトは成人に必要な摂取カロリーを約２４００キロカロリーとしました。そうして、安静時に必要なカロリーを基礎代謝熱量としたのです。

それは、約1200キロカロリーです。これは、寝ていても必要な熱量とされます。

そして、この最低カロリーを下回ると、次第にやせ細り、最後は餓死すると結論づけたのです。

ここで、現代の栄養士や医師たちがファスティングと聞くと眉をひそめ、断食と聞くと「餓死しますッ！」と叫ぶ理由がようやく理解できます。

◉地球は肥満者の天国に

彼らの頭の中には、フォイト栄養学のこのカロリー理論が刷り込まれているのです。

しかし、フォイトたちの鉄の釜の実験も、考えてみたら、あまりに幼稚な発想です。

一方は物体の鉄釜です。私たちは、生きている生命体です。モノと生命体では、その存在自体がまるで違います。それを同等に比較すること自体に、根本的にムリがあります。

しかしフォイトは、肉に次いで、カロリーこそ生命の源泉であると確信したのです。

そうして、彼は声高々に唱えたのです。

「もっと肉を！」「もっとカロリーを！」

それを世界の食肉業界や食品産業も、大々的に後押ししました。売上げ増につながるからです。こうして、人々は大いに食べ、飲み、豊かにそして無様《ぶざま》に太っていきました……。

これが、地球が肥満者の天国（地獄？）になった物語の始めと終わりです。

フォイトの栄養学はのちの研究者に次のように厳しく批判されています。

「それは医学的・科学的・統計的な検証をいっさい経ていない」

「いわばフォイト個人の妄想にすぎない」

食べない快感！ファスティングはやめられない

◉快調！一日一食ライフ

じっさいに、このカロリー理論の虚妄が、最近、次々に明らかになっています。

まず、この私です。一日一食で生きています。摂取カロリーは、フォイト栄養学のいう必要量2400カロリーの3分の1以下でしょう。

ときには3日、7日といった断食をします。

すると、不思議なくらい体調が良くなり、仕事が驚異的にはかどります。

この原稿も、完全断食3日目に書いています。じつに快調に執筆が進みます！

食事を3分の1に減らしたら、仕事が3倍できるようになったのです。

それで健康そのもの、元気いっぱいです。

もうすぐ66歳になりますが、髪は黒々としています。ウエスト73センチ、胸囲1メートル以上の逆三角形の筋肉体型を維持しています。私以外にも一日一食を勧める医師、薬剤師、評論家などが数多くいます。その影響で、一日一食の波がものすごい勢いで広まっているのを感じます。そして、体験者は例外なく、「体調がいい！」と喜ぶのです。

◉不食の人たちの謎

それだけではありません。一日一食どころか、まったく食べない人も増えています。

たとえば、私の友人、森美智代さんの例が典型です。

彼女は、一日一杯の青汁だけで20年も生きていることで有名です。マスコミにも何度も取り上げられているので、ご存じの方もいるでしょう。手作りの青汁コップ一杯のカロリーは、約50キロカロリー。カロリー理論の基礎代謝熱量の24分の1です。

フォイトの理論が正しければ、彼女はとっくの昔にカロリー不足でやせ細り、衰弱して、餓死しているはずです。

しかし、お会いすると、ふっくらして笑顔も優しく素敵です。

この一事をもってしても、フォイト栄養学つまり現代栄養学のカロリー理論は誤りと断言せざるをえません。

それだけではない。一日に青汁一杯どころか、食べ物をまったく口にしない〝不食の人〟も最近話題になっています。

私は著書で、70年間、不食・不飲・不排泄の人物を紹介しています。

その名はプララド・ジャニ。インドのヨガ行者です。この奇跡の人にはインド政府も注目、30人の医師団が15日間もかけて徹底的に検査しています。

しかし、この結果は「不食・不飲・不排泄は否定できない」というものでした。

私の知人の山田鷹夫さんは、無人島で100日間、不食で過ごした。〝不食の伝道師〟として有名です。まさに、求道実行……。彼こそ、現代の哲人の名にふさわしい。

弁護士の秋山佳胤《よしたね》さんも、不食で何年も過ごしていることで有名です。

◉生命の4エネルギー系

この奇跡といえる人々を紹介すると、ほとんどの一般の人たちは本気にしません。

いわゆるトンデモ情報と軽く片付けるのですね。

あるいは「きっと、陰で食べてるサ」と嘲笑する。

しかし、これでは動物並みの知性で人生を終わることになります。

地球人類を陰から操っている〝闇の支配者〟にとっては、じつに都合がいいはずです。

みずから家畜レベルの知性にとどまってくれるのですから……！

皮肉はさておき、これら不食の人々の存在の不可思議な謎に、「解」を示した2人の学者がいます。それが、安保徹博士（元・新潟大学教授）と森下敬一博士（国際自然医学会会長）です。

安保先生は、酸素が存在しなくても糖分解でエネルギーが発生する仕組みを発表しています。ついで、生体内部で元素転換が行なわれ、その核エネルギーが生命エネルギーに転化していると主張しています。

森下博士は不死の生命体ソマチッドが、太陽などの宇宙エネルギーを浴びると経絡《けいらく》で増殖し、それがリンパ球から赤血球を生成し最後は体細胞となることを立証しています。

これは、まさに従来の生命観を覆す理論といえます（第7章参照）。

つまり――。

人体には次の4段階のエネルギー供給システムが備わっていることがわかったのです。

▼1段階：酸化エネルギー系（カロリー理論の根拠となる）

▼2段階：解糖エネルギー系（酸素不要、糖分解により発生）

▼3段階：核エネルギー系（元素転換、たとえばK_{40}がCaに）

▼4段階：宇宙エネルギー系（生命小体ソマチッドで経絡造血）

ここまで読んで、あなたは目が点かもしれません。

「……そんなこと、学校で習ってないよ」

そのとおり。メディアと同様に、教育も見えない〝闇の力〟に支配されているのです。

この事実に気づかないかぎり、あなたは迷える〝家畜〟のままなのです。

第4章 あの人も、この人も、苦しんだ

――悩んでいるのは、あなただけではない

日本は、右も左も〝帝王病〟患者

◉あの人も帝王病？

「糖尿病は帝王の病である」

この教訓を胸に刻んでください。

日本でも、糖尿病が急速に増えています。

それは、日本に〝帝王〟が急速に増えていることと同じです。

帝王の暮らしを想像してみてください。まず、朝昼晩、美食の限りを尽くします。

食卓には山海の珍味が山盛り。それを心ゆくまで堪能します。ローマの皇帝などは食べすぎて満腹になると、鳥の羽根でのどを撫《な》でて、食べた物を吐いて、さらに食べ続けたそうです。

そうして、彼らは、なんら肉体労働はしない。そんなものは奴隷の仕事です。身の回りの世話は家臣たちの仕事です。帝王の勤めは、まず思う存分に食べて寝る。さらに思う存分に色欲に耽《ふけ》る。

それと、自らの地位を脅かす政敵を次々に粛清する。そうして後顧の憂いを絶つ……。

あなたは、こんな生活、うらやましいですか……？

食生活一つとっても、うらやましいというより、おぞましい。

だけど、そんな飽食・美食の〝帝王〟が、日本に急増しているのです。

豪華絢爛《けんらん》、酒池肉林《しゅちにくりん》を極めた帝王の末路も哀れなものです。

日常の美食三昧が身体に祟《たた》り、最後はほとんどが〝帝王の病〟で息を引き取るのです。

そんな帝王病が日本に急増している。つまり、飽食美食と運動不足の人が増えている。

つまり、日本の多くの人が〝帝王の暮らし〟をしている！

はたして、これはハッピーなことでしょうか？

日本初の糖尿病患者・藤原道長

◉藤原道長の功績とは

日本史上で、のちの研究者に、最初の糖尿病患者として認定されたのが、藤原道長（966〜1028）です。面白いことに、大部の医学書『糖尿病学』（門脇孝他編、西村書店）にも症例として紹介されています。

道長といえば、平安時代に権勢を誇った藤原氏の総領です。天皇をしのぐ権力を手にして、わが世の春を謳歌《おうか》していました。

「この世をば　わが世とぞ思ふ　望月《もちづき》の欠けたることもなしと思へば」
（この世はすべて私のものだ。それは満月が欠けていないのと同じである……）

その傲慢《ごうまん》と増長が伝わってくる和歌です（イヤな奴ですねぇ。苦笑）。

そして、糖尿病学界は、彼を日本での患者第1号と公式に「認定」しているのです。

「文献に残るわが国最初の糖尿病患者である」（『糖尿病学』）

それは、道長自身の残した日記などから〝診断〟されている。

それらによれば、「51歳時に口渇・多飲の症状が出現し、糖尿病を発症したと考えられる。その後、視力低下が出現し、最後は背中に瘍《よう》ができて、重症感染症で死亡したとされる」（同）

没年61歳。権力者の末期は哀れなものです。

しかし彼は日本での糖尿病「患者第1号」の〝栄冠〟を勝ち取ることができました。

それは国際的に評価され、なんと記念切手にまでされている。第15回・国際糖尿病会議のモチーフとなった記念切手には道長とインスリン結晶が図案化されています。

ヨッシャの角栄さんも、糖尿病の犠牲者

◉庶民派宰相の泣きどころ

「角さん」の愛称で知られる昭和の熱血宰相、田中角栄（1918〜1993）。彼も末期は糖尿病で苦しんでいます。

「コンピュータ付きブルドーザー」の異名を持ち庶民派宰相としても親しまれました。

晩年はロッキード事件のスキャンダルで政界を追われました。

しかし、その人間的魅力に引かれる人は今も多いのです。

ちなみにロッキード事件は、オイルショックで苦しむ日本人のために独自のエネルギー外交を展開したため、アメリカの怒りを買い、冤罪《えんざい》事件で陥れられた、というのがいまや通説です。戦後、日本は実質アメリカの属国です。

しかし、この宗主国に真っ向から歯向かったその勇気は立派です。

この角さんを苦しめたのが、アメリカの謀略と、糖尿病でした。

彼はマスコミ取材でも、次のような談話を残しています。

「派閥とは何か？」という質問への答えです。

「ぼくのグループは総合病院みたいなもんだ。目がつぶれたといっても、目医者にだけ行ったのではだめなんだ。目がつぶれるということは、糖尿病かもしれない。血糖値が三〇〇あるか四〇〇あるかもしれないし、糖尿病ならすぐ肝臓は、心臓はどうだと、ピシャッとやらなければならない。うちは総合病院だから、いい医者が集まっている」（週刊朝日1981年6月19日号）

◉1杯3口、超早食い

熱血宰相は、じつに糖尿病の症状に詳しい。

ということは、この当時すでに糖尿病と診断されていた可能性があります。

その食生活はどうだったのでしょう。

きちんと一日三食とっていました。そして、そのあだ名〝セッカチ角さん〟のとおり、早メシ。朝食は7時半に箸をとり、サッサとかき込んで、アッというまに済ませる。

その情景が浮かぶ描写があります。

「……塩からいもの、田舎料理が好きで、塩鮭でも、薄塩だとしょうゆをかけたり、ごはんにもしょうゆをかけたり、すじこをいっぱいのせてかきこんだりする。しかも、1杯を3口で食べるほどの早食い」（女性セブン1983年10月27日号）

「……ラーメンや天丼にもジャブジャブとしょうゆをかけ、これがしみ込むのを待ってかきこむんですねぇ。これを目撃した自民党の若い女子職員など、〝あの方はもしかしたら果物にもおしょうゆをかけて食べるのでは……〟と呆れる始末です」（微笑1983年10月29日号）

「……自民党幹事長を務めていたころ、多いときで1日に10数本（のリポビタンD）を飲んでいた」（同誌）

まさに豪快で、庶民派の一面が目に浮かびます。

その朝食メニューの一例。

「……いわしの缶詰、またたびの塩漬け、刻んだあさつき、わかめとナスのみそ汁、昆布巻き、白飯、オレンジジュース」

◉一日一食にすれば……

じつに粗食です。白飯を玄米に替えればパーフェクトといってよい食事です。ただ1杯3口の早メシは、いただけない。早食いは血糖値を急上昇させ、肥満、糖尿病の原因になります。

さらにいえば、朝食は不要です。一日二食、できたら一食。バカヤローと怒鳴られそうですが、せめて朝食抜きの生活を送っていたら、角さんはもっと長生きしたことはまちがいありません。

それとリポビタンD一日十数本はいただけない。「ファイトーッ！　一発」のCMを信じていたのでしょう。しかし、ドリンク剤には甘み付けで糖分が相当入っています。それが、十数本！　これも糖尿病悪化に拍車をかけたことはまちがいない。

そして晩年はまさに重度の糖尿病がおそい不世出の政治家の命を奪ったのです。享年75歳……。

糖尿病で倒れた政治家は、田中角栄だけではない。

大平正芳、伊東正義、園田直《すなお》、田中六助……皆、枕を並べて糖尿病で亡くなっています。

それぞれ死因の病名は違い、脳梗塞、肺炎、心筋梗塞、腎不全、網膜症などです。

しかし、それらを併発するのが、糖尿病患者の末路だからです。

壮絶…歌手・村田英雄の闘病記録

◉野菜は食わず肉を食う

名歌「王将」で知られる昭和の大歌手、村田英雄――。

彼を生涯、苦しめたのが糖尿病でした。

その食生活は、大の野菜嫌い。野菜はあまり、というよりまったく食べない。食事は肉がメイン。肉料理がズラリ並んだ食卓で、豪快に酒杯をあけていた。

まさに、男っぷりはいいが、身体はたまらない。

その闘病生活がすさまじい。

▼1991年10月：盟友・春日八郎の急死などの心労で持病の糖尿病が悪化。都内病院に入院となる。

▼1995年8月：友人宅で激しい胸痛。「心筋梗塞」「心不全」で即、緊急入院。

▼同12月：風邪をこじらせ大阪府内の病院に再び入院する。

▼1996年2月：心臓病悪化、6時間以上に及ぶ心臓バイパス手術を受ける。

▼同3月：糖尿病が原因で視力低下、右目を白内障で手術。1週間後、左目の手術。

▼同5月：糖尿病合併症による閉塞性「動脈硬化症」により右膝下の切断手術。

▼1997年10月：飲酒による低血糖で重体に陥り搬送、緊急入院。

▼同年12月：糖尿病性網膜症のため失明の危機、左目を手術。

▼2000年1月：糖尿病合併症の壊疽《えそ》で左足も腐敗、悪化、膝下を切断した。

こうして、豪快、豪放に生きた漢《おとこ》は、業病の糖尿病との戦いに力尽き、2002年6月、やせ細って息を引き取った。享年73歳……。

◉両脚を失い無念の死

その晩年は、まさに壮絶としかいいようがない。そして、あらためて糖尿病の合併症の恐ろしさに戦慄する。

惜しまれるのは、田中角栄と同様、村田英雄もまた、食事と糖尿病との関連性にあまりに無知だったということだ。野菜サラダを「鳥のエサが食えるか！」と皿ごと投げ返したというエピソードはあまりに哀しい。

その無知の代償はあまりにも無残、悲惨の極みというしかない。

それにしても、彼を診た糖尿病の専門医たちは、いったい何をしていたのか？

ただただ、現れた合併症への対症療法に終わっている。

最初に、厳格な栄養指導と食事療法をしていれば、大歌手は、80、90になっても歌い続けていたのではないか……。

仮に、村田さんがこの本を本屋で手にして、目を通した光景を想像してみよう。

「……なんだ、食わなきゃ、治るんじゃねぇか！　バカヤロー。なんで医者は教えてくんねぇんだヨ」と、目をむくお顔が浮かびます。合掌……。

談志が死んだのも糖尿病のせいだった

◉談志師匠も落とし穴に

辛口のべらんめぇ口調の落語で人気を博した立川談志師匠――。

国会議員になったり、落語界に反旗を翻《ひるがえ》したりと、破天荒な人生を送った方です。毒舌と洒落《しゃれ》っ気で、最期までファンを引きつけて離さなかった。その快男児も、最期は喉頭《こうとう》ガンで声を失い、この世を去ります。だから、死因はガンと発表されています。

しかし、師匠が糖尿病で長らく苦しんでいたことは、あまり知られていません。

次の報道が病状の深刻さを物語ります。

「……落語家の立川談志さん（73）が、体調不良のため落語会など年内に予定されていた仕事をすべてキャンセルすることになった。所属事務所が26日発表した」

「……事務所によると、談志さんは5年前から糖尿病を患い、今月14日『調子がすぐれないのでしばらく休みたい』と申し出た」（「医学関連ニュースサイト」２００9年8月26日）

当時の報道によれば、「糖尿病による体調不良で、入院治療が必要」とあります。

しかし、この入院治療がクセモノ。

これまで述べたように「治す医療」ではなく「治さない医療」なのですから……。

血糖降下剤もインスリン注射も「治さない」ための医療なのです。

談志さんの悲劇もまた、「治さない」病院に入院したことに始まります。

落語の天才も、こうして医学界の落とし穴にあっけなく落ちてしまったのです。享年75歳……。

◉糖尿病からガンになる

糖尿病の人の死因は、ガンが34%とトップです。

血糖値が高いとガンリスクが高まるのは、全身の毛細血管が詰まるからです。

だから、全身の組織が低血流、低酸素、低体温というガン発症の3要因に陥《おちい》ります。

発ガンしなくても低血流による全身の臓器の酸素・栄養不足は細胞の壊死を招き、多臓器不全で亡くなることになります。

「糖尿病と癌に関する委員会」の調査でも、糖尿病患者のガン発症率は、肝臓ガンが約2倍、すい臓ガン1・9倍、大腸ガン1・4倍と、いずれも平均より高くなっています。

別の研究でも、「糖尿病発症からの期間が長いほど、病状が悪いほど、胃ガン発症リスクが高まる」という報告があります。

さらに「糖尿病と診断されていなくても、血糖値が高めだと、ガンのリスクが高まる」のです（国立がん研究センター）。

人類を〝薬漬け〟にして荒稼ぎしてるのは誰？

◉食べなきゃならない！

その他、歴史上の人物でも糖尿病に苦しんだという記録のある人は、音楽家バッハ、発明王エジソン、政治家ドゴール、文豪ヘミングウェイなどが知られています。

日本でも、最近、覚せい剤所持で逮捕され、世情を騒然とさせた元・プロ野球選手の清原和博や、アントニオ猪木、アナウンサーの久米宏、俳優の渡辺徹などがあげられます。

現在、日本は糖尿病が予備軍を含めて2000万人を超えているとか……。

まさに、このままでは一億総糖尿病国家になりかねません。

1955年頃に比べて数十倍（！）という数字は、まさに異常というより狂気です。

◉胃ガン手術で糖尿病が治った！

しかし、村田英雄や田中角栄のように、糖尿病で壮絶な死をとげた人ばかりではありません。なかには、奇跡の生還を果たした幸運の人もいます。

たとえば、歌手の小椋佳さん。

彼は繊細な歌声とはうらはらに超ヘビースモーカー。70歳を過ぎた今でも、セブンスター一日40本を欠かさないという。

57歳のとき、人間ドックで診察を受けて胃ガンが見つかった。

その当時のことを「私の履歴書」（「日経新聞」２０１６年1月29日）で回想しています。

手術は８時間、胃の４分の３を切り取った。

ところが、胃を取ったことで糖尿病が治るという奇妙なオマケがついてきたのです。

「……私の胃はまったく食欲が湧かないものになってしまったことと、一回の食事が、一般の５分の１も食べられなくなってしまった」

すると「術前の私は、絶望的な糖尿病であり、そのままであれば、合併症も患って、母がそうであったように、60歳を迎えずに死んでいただろう。それが、術後の絶食状況のせいか、体重が30キロ減る過程で、血糖値は正常値になっていた。皮肉なことに、私はガンのおかげで長生きすることになった」(同)

胃ガン手術という強制措置で〝食べられなく〟なったのは気の毒です。

しかし、小椋佳さんは「食べなきゃ治る糖尿病」を実践し、実証したことになるのです。

◉食糧マフィアと医療マフィア

「食べなきゃ治る糖尿病」。つまり「食べなきゃ、かからぬ糖尿病」です。

――しかし、これまでにあげた糖尿病で落命した人たちに非はありません。

あんな苦しい地獄に引きずり込んだのが、たんなる〝食べすぎ〟だった……⁉

そんなあっけない真実を知ったら、今頃、冥界で悔しがっていることでしょう。

ここで私たちは、彼らを地獄に堕《おと》した悪魔的な存在を知らねばなりません。

それは、19世紀以降、巧妙に世界の医学教育を支配し、医学研究を掌握し、医学行政を歪曲し、医師制度を創設し、製薬産業を制圧した……巨大な〝闇の支配者〟です。

その名を、ここでハッキリと記《しる》さねばなりません。

それはロックフェラー財閥に代表される国際医療マフィアです。

彼ら１％の所有する富は、他の99％の民が持つ富を超えます。
地球上の資産の過半数は、〝彼ら〟のものなのです。
糖尿病の悲劇も、その医療マフィアが巧妙に演出してきたものです。
〝彼ら〟は、他方では、食糧マフィアでもあります。
まず、栄養教育やマスコミを駆使した大量のＣＭを使う。
それで砂糖、肉類、牛乳、小麦などを「食べる」ように人類大衆を徹底〝洗脳〟する。
そうして〝餌づけ〟し、立派な糖尿病患者に仕立て上げる。
次に、医療マフィアとして大量の糖尿病患者を囲い込む。
血糖降下剤とインスリンでじゃぶじゃぶクスリ漬けで、〝死ぬまで荒稼ぎ〟する。
なんとみごとな（!?）マッチポンプでしょう……。

第5章 「三食しっかり食べろ」狂気の指導
——病院は、絶対〝治さぬ〟糖尿病

しっかり食べれば、しっかり悪化する

●一日三食はだれが決めた?

「……三食しっかり食べてくださいね」

私たちは朝食、昼食、夕食と、三食を食べるのが当たり前だと思い込んでいます。

しかし、地球上で毎日三食キチンと食べている動物は、人間以外にいません。

野生動物は、一日どころか1週間もエモノにありつけないこともザラです。

悪くすれば飢えは1カ月も続くでしょう。

ところが、野生動物は空腹になればなるほど、感覚は研ぎ澄まされ、行動は機敏になります。エモノを見つけるや瞬時に襲いかかります。空腹になるほど生命力は向上するのです。そうでなければ、過酷な野生の世界で生き抜くことはできません。

私が私淑する沖ヨガの創設者、沖正弘先生はこう喝破しています。

「……腹が減れば減るほど調子が良くなるのが、真の健康体だ」

それは、大自然が生命に与えてくれた生存原理なのです。

◉巨大な食糧利権の陰謀

では――一日三食の習慣を人類に植え付けたのは、いったい何者でしょう？

私は、そこに狡猾《こうかつ》な意図を感じます。それはだれか……？

一日二食と三食では、食べる量は三食が１・５倍です。一日一食に比べれば3倍です。

地球の食糧利権を牛耳っている勢力が存在します。

人類が全員三食を食べてくれれば、それだけ売り上げが伸びます。つまり儲かる。

しかし、日本人も江戸時代までは一日二食でした。

それも一汁一菜という質素な食事だったのです。

しかし、明治以来は三食が当たり前になりました。
このとき、明治政府の栄養政策に、ドイツのフォイト栄養学が導入されたのです。
日本民族もあの偽りの栄養学の支配下に、まんまと引きずり込まれたというわけです。
それ以来、一日三食が〝常識〟となりました。
全世界でも同じです。世界中がフォイト栄養学の影響下に呑み込まれたからです。
そのフォイト栄養学を世界に広めたのが、国際的食糧利権です。
早くいえば、国際食糧マフィアです。

◉一日交替「断食」が一番健康

彼らが一日三食を指導する表向きの理由は「規則正しい食事が好ましい」。
一見ナルホドと思ってしまいます。
しかし、三食キチンと食べる風習の〝動物〟は地球上で人間だけです。
この事実を思い出してください。この「三食理想説」をくつがえす報告があるのです。
アメリカの国立老化研究所（NIA）のマーク・マットソン博士の研究です。
博士は、「少食」でも、どのような食べ方が健康維持にベストか？

■「三食」「断食」交替にして一番長生き

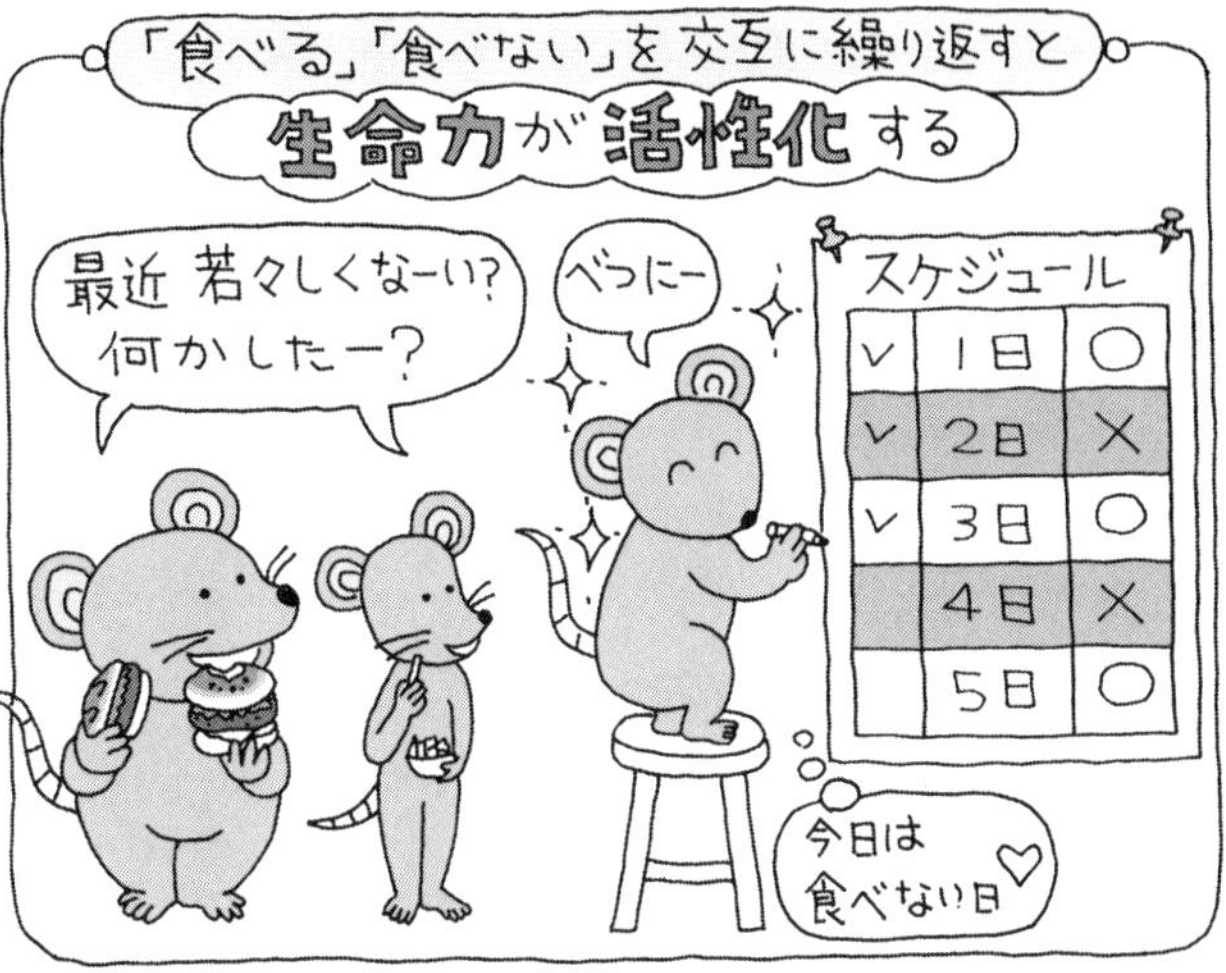
「食べる」「食べない」を交互に繰り返すと
生命力が活性化する
最近 若々しくなーい？ 何かしたー？
べつにー
スケジュール
1日 ○
2日 ×
3日 ○
4日 ×
5日 ○
今日は食べない日

マウスを3グループに分けて実験した。

A：好きなだけ（10割）与えた。

B：カロリー6割で与えた。

C：一日は好きなだけ、翌日は断食（一日平均5割）。

Cは、「食べたり」「食べなかったり」。不規則で、一番好ましくない食べ方のようにみえます。

ところが、結果はCグループのネズミが「一番長生きした」のです。

そして、①体重も減らず、②一番健康、③脳に老化損傷が少なく、④アルツハイマーやパーキンソン病も少ないことが証明された。

◉「空腹感」は活力源

同じような結果が、人間の場合でも立証されています。

スペインの養老院での実験です。1800キロカロリーの食事を毎日与えたグループと、一日おきに断食させたグループを比較した報告です。

その結果は、一日おきに断食した老人たちが、圧倒的に長生きしたのです！

これは、三食キチンと「規則正しい」食事が一番良くない、という証明です。

糖尿病の専門医は、ア然呆然でしょう。

野生の世界をみれば、よくわかります。

毎日キチンと三食が一番不自然なのです。

野生動物はエモノにありついたときは、満足するまで食べて身体を休めます。

空腹時は、エサを求めてうろつきます。この「満足」「空腹」の交互の刺激が大切です。

それが本来の生命力を活性化させるのです。それは人間にもいえるのです。

同じことは一日三食と一日一食にもいえます。

「少量ずつ三食を食べたほうがいいですか？」

よく聞かれます。断然、一日一食のほうがいいのです。それは「空腹」と「満腹」の刺激が交互に来るからです。

結論として「空腹感」こそ、最高の〝活力源〟だったのです。

それは言いかえれば、〝マイナスの栄養源〟です。

半分食べれば、寿命は2倍に！

◉長寿遺伝子の発見

空腹が生命を活性化させるメカニズムも、1999年に米マサチューセッツ工科大（MIT）のレオナルド・ガレンテ教授が解明しました。

長寿遺伝子（サーチュイン）の発見で証明されたのです。

この遺伝子は、空腹感、飢餓感で発動します。それは体細胞の遺伝子に保護層を形成することが判明しました。

老化は遺伝子の傷で起こります。その傷は活性酸素や紫外線などの刺激で生じます。

よって、バリアで遺伝子を保護すれば、細胞の傷（老化）は防げるというわけです。

カロリーを6割にしたネズミの寿命が2倍のびたのも、この遺伝子が働いたからです。

寿命がのびるだけではありません。

身体の機能も若返り、さまざまな病気を防ぎ、改善させるのです。

以下は老化ラットをカロリー40％にした場合です（人間のお年寄りの腹四分に当たる）。

▼**学習能力が向上**：老化やパーキンソン病などで減少する脳内ホルモン受容体が増加したのです。これで感動ホルモンのドーパミンが、脳を活性化させます。

▼**ガン、腎臓病が減少**：どちらも老化で増える疾患です。ところが、腹四分でぐんと減ったのです。

▼**寿命がのびた**：老化ラットでも寿命が40％ものびた……。

サルの実験でも、老化防止が証明されています（アカゲザル200匹対象）。

▼**血圧・血糖値が正常化**：普通は加齢とともに、いずれも上昇するのに、正常値に！

▼**各種ホルモン分泌**：若い頃と同程度に保たれる（米国立老化研究所［ＮＩＡ］報告）。

このような若返り効果の報告は、数多くあります。まさに少食こそ、寿命をのばし、若さを保つベストの方法です。それは、決定的な事実なのです。

糖尿病学会の「栄養指導」はまちがいだらけ

◉教科書もキッチリ三食指導

日本の病院では、糖尿病患者にどんな食事指導をしているのでしょうか？

糖尿病学会と厚労省の指導内容が掲載されたガイドブックが見つかりました（『糖尿病療養指導ガイドブック　2015』メディカルレビュー社）。

編著は、日本糖尿病療養指導士認定機構という団体です。

これで、「糖尿病療養指導士」なる資格の認定制度があることがわかります。

副題に「糖尿病療養指導士の学習目標と課題」とあります。

これは指導士のテキストなのです。全国の病院では、このテキストに沿った食事療法が行なわれているのです。そして、この教科書にもはっきりこう書かれています。

「……食事療法を効果的に行なうには、通常一日の指示エネルギー量は、朝食、昼食、夕食の3回の食事に、ほぼ均等に分割する」

まさに、ここから「三食キッチリ」が始まっているのです。

この一日三食のドグマ（教義）は糖尿病関係者のアタマを完璧に占拠しているようです。

◉好きな物を食べさせよ！

「食事処方箋《しょほうせん》」の最初にある「患者の食習慣を尊重する」にびっくりします。

患者は、誤った食習慣で糖尿病になったのです。

それを〝尊重〟してどうするのですか？

これは「患者が好きな物を食べさせなさい」と言っているのと同じです。

たとえばケーキが大好物の患者は、その「食習慣」を尊重してケーキを与えなさい、と言っているのです。ケーキが原因で発症したのです。だから、厳しく禁止すべきです。

それが、本当の糖尿病の「療養指導」のはずです。

これでは指導の意味がない。糖尿病は治るどころか悪化します。

◉砂糖、牛乳、白米は禁止すべき

「献立の指導」も、おざなりです。

「朝、昼、夕食で、（患者が）食べたい主食や、主菜（魚介、大豆製品、卵、チーズ、肉）などを選ぶ」とあります。ここでも「肉、卵、チーズ」を食べさせるよう指導している。

さらに「牛乳など乳製品」も問題。おまけに「調味料」として「みそ、みりん、砂糖など」とある。つまり砂糖（白砂糖）の使用も認めている。

肉、チーズ、牛乳、砂糖（白砂糖）は、栄養的に問題が多すぎます。健康な人でも控えるべきです。そんな〝危険な食材〟を、糖尿病患者に指導しているのは問題です。

これは、糖尿病の食事療法を、カロリー理論一辺倒のみで構成しているからです。

つまり、80キロカロリーを1単位とする。そうして、医師から指示された一日許容カロリーが1600キロカロリーとする。それを80で割って、この患者が一日に食べていいのは、20単位と計算するのです。そうして、この単位を食品交換表に表1〜6まで区分された食品類および調味料で振り分け、算出する。

一言でいえば、ややこしい、面倒臭い。

だから、「指導士」なる者が認定されているのでしょう。

しかし、この「食品交換表」も、糖尿病の大きな引き金となっている牛乳、白砂糖、肉などを漫然と認めている。このことのほうが罪が深い。

はやくいえば、これで糖尿病が治るわけがない。

◉玄米、黒パンなどを勧めよ

では第1章で紹介した、糖尿病を克服しインスリン注射を離脱した人はどうしたか？ただ一言「……一日一食にしました！」。それだけ。つまり、「食べなきゃ、治る」を実践しただけです。こんな、ややこしい食品交換表よりなにより、一、日、一、食です。

むろん、急に減らせばフラフラします。低血糖ショックにも留意することは当然です。しかし、ゆっくり食事を減らして一日一食にすれば、ソフト・ランディングで糖尿病は完治するのです。同時に、白砂糖、牛乳、肉類などからも離脱することが好ましい。

鶴見クリニック理事長の鶴見隆史医師は、糖尿病の最大原因は高ＧＩ食という。

ＧＩ値とは、グリセミック・インデックス（Glycemic Index）の略で、その食品が体内で糖に変わり血糖値が上昇するスピードを数値化したものです。

ブドウ糖を摂取したときの血糖値上昇率を１００として、相対的に表されます。

白砂糖を筆頭に高ＧＩ食の白米、白パン、うどん、そうめんなど精白した食品類を糖尿病患者には「厳禁」とすべきです。そして代わりに黒糖、玄米、全粒粉パン、ソバなどを食べるよう指導すべきなのです。これらはＧＩ値が低く、理想的な食材です。

しかし、『糖尿病療養指導ガイドブック』には、「GIなども参考にし、食品の血糖上昇の程度を考慮して、食品を取り混ぜて選択する」とあいまいに書かれているだけです。

低GI食は糖尿病の食事療法の肝《きも》です。

だから、「GI値70以上の食材は控える」など、具体的指導が必要です。

砂糖、牛乳、肉はきっぱりやめよう

◉砂糖、牛乳、肉では指導にならない！

次に『糖尿病食事療法のための食品交換表（第7版）』（日本糖尿病学会編著、文光堂）をチェックします。

政府公認の糖尿病指導書には根本的な過ちがあります。患者が糖尿病になった原因の食事をそのまま踏襲していることです。そうして、カロリーを6割に制限された患者なら、すべての食材の合計カロリーを6割にしてOKとしている。例として「ご飯」「食パン」「うどん」をあげています。なんと血糖が上昇しやすい精白高GI食を推奨しているのです！

玄米、雑穀米、胚芽パン、黒パン、地粉麺、ソバなど低GI食を指導すべきです。

また、「間食」にすすめている牛乳とリンゴも気になります。

牛乳の有害性は国際的に指摘されています。ヘルシーな豆乳にすべきです。

「肉とその加工品」も見開き2ページにあらゆる食肉がズラリ満載！

食肉業界の影響力（政治力）の大きさをうかがわせます。

「肉」はタバコより多くの人類を殺してきた！　きわめて危険な食材です。

これを病んだ糖尿病患者に推奨することは、言語道断と私は考えます。

◉肉食で糖尿病も肥満も2倍

肉は糖尿病の引き金にもなるのです。

なのに糖尿病学会は「患者に糖尿病原因の肉を食べさせよ」と指導している……！

「脂肪カロリー摂取量が多いほど、糖尿病死亡率は高くなる」（「チャイナ・スタディ」）

コリン・キャンベル博士は、肉からの脂肪摂取で糖尿病リスクが増加すると考えた。そこで、綿密な調査を重ねた結果「肉を食べていない人たちは、糖尿病被害が少ない」という事実を突き止めた。さらに「肉食者に比べて、菜食者は糖尿病発症率が約2分の1」「肥満率もほぼ半分」とも述べています。

そして、逆に「炭水化物のカロリー摂取量が多いほど、死亡率は低くなる」（同博士）。

つまり、糖尿病死を防ぐには炭水化物を多くとるべきなのです。

「炭水化物をとるな」という糖質制限は、まるで真逆を主張していることになります。

◉菜食で糖尿病が劇的改善

未精白の食物と繊維質は、糖尿病を防ぐという研究報告もある。

「……アイオワ州で、3万6000人の女性を6年間追跡調査した結果、もっとも糖尿病を予防できていた女性は、未精白穀物と食物繊維をより豊富に食べていた」（同）

だからなのです、糖尿病学会が白米、白パン、うどんなどを患者に指導しているのはとんでもないナンセンスのきわみ。

そしてベジタリアン食（菜食）がきわめて有効に糖尿病を防止することも立証されています。

「……1型糖尿病患者25人にベジタリアン食を3週間食べさせるとインスリン必要量を40％も減らせた。コレステロール値も30％減った」「同じ実験を2型糖尿病患者25人に実

行すると、24人はインスリン依存から離脱できた」（ジェームズ・アンダーソン博士）
糖尿病患者の食事は、まず、真っ先に菜食を指導すべきです。

牛乳を飲むと骨折が増え、早死にする

◉死亡1・9倍、骨折1・6倍

『糖尿病食事療法のための食品交換表（第7版）』が「大切な食品」として「飲むことを勧める」牛乳には恐怖しかありません。

「……牛乳を飲むと早死にする！」

２０１４年10月29日、英国の医学雑誌「ブリティッシュ・メディカル・ジャーナル」の衝撃ニュースです。

これによると、スウェーデン・ウプサラ大学の研究チームの報告では、「牛乳摂取量の多い人は、少ない人より寿命が短い」というのです。それまで、「牛乳は完全栄養」といわれ、各国政府は飲用を積極的に勧めていました。だから戦後の日本でも、学校給食では脱脂粉乳を生徒に飲ませ、家庭では牛乳配達に届けてもらうほどでした。

それが、飲むほど寿命が縮まる〝有害飲料〟だったというのですからショックです。

さらに同調査によれば「女性は骨折が増える」という。

「牛乳はカルシウムの宝庫」「骨を強くする」のではなかったのか？

牛乳を飲むほど骨折が増えるなら、あの牛乳〝健康飲料〟説はまったくのデマであり、洗脳だったということになります。

◉大規模疫学調査で証明

この研究は、39～74歳の女性6万1000人、45～79歳の男性4万5000人以上を対象にして実施された、大がかりな疫学調査です。

それも、最長20年にわたってデータ収集が行なわれたというから決定的です。

その結果、「一日に牛乳をカップ3杯以上飲む女性は、1杯未満の人と比べ、死亡率が90％高い」とはショック……‼

つまり、死亡率1・9倍。牛乳を多く飲むと、2倍弱死ぬ危険が増えるという恐ろしい結果です。

さらに股関節骨折1・6倍、骨折全体で1・15倍。まさに〝牛乳神話〟の崩壊です。

これまでも、牛乳有害論は叫ばれていました。

たとえば、コリン・キャンベル博士は「牛乳は史上最悪の発ガン物質」と警告しています（「チャイナ・スタディ」）。

2倍飲むとガンは9倍増えるのです。

さらに寿命を約2倍も縮め、股関節骨折を1・6倍も増やす〝有毒飲料〟を、日本では糖尿病患者への栄養指導で推奨しているのです。許せません。

第6章 治さず死なせる病院治療
――「一生治らない」恐怖の告知。そのあとは？

「3時間待ち、3分診療」これが病院治療の実態だ

◉病院の診察は流れ作業

取材の過程で知り合った糖尿病の方が「病院の診察は流れ作業で、治す気なんてこれっぽっちもない」と、その実情を生々しく証言してくれました。

証言者・吉田太郎さん（仮名50歳）は重度の糖尿病で現在、闘病中。生来、甘い物が大好きで、カルピスをがぶ飲みしていた。発症は10年前。病院で診断を受けたら血糖値が680！　以降インスリン注射治療が始まる。

吉田さんは身長180センチ。体重は95キロが、一時は60キロを割り込むほど激減した。去年11月にヒザを擦りむいたが、その傷が3カ月たっても治らない。免疫力が極端に落ちているからです。10年ものあいだ通いつづけた病院の診療の実態を語ってもらいました。

◉待ってるだけで半日つぶれる

吉田：今、僕は病院にも行っていないし、だからインスリンも打ってない。最後に病院に行ったのは1年くらい前。今は神経症状があって、足の裏がしびれて、歩く感覚がとりづらいのと、口の中がネチャネチャすること。壊疽《えそ》については、ふつうの人よりケガをしないように注意しています。3カ月前に膝を打って、まだテープをしています。黒いアザだったのが、まだジクジクしてる。

めまいとかは低血糖の症状ですが、僕は低血糖に振れたことは1回もない。高いか、平常値かです。ケトアシドーシスによる高血糖昏睡《こんすい》はないですね。

――病院での治療の実態はどうですか？

吉田：病院に行けば、受け付けで番号カードをもらいます。呼び出しまで、待たされるのは2、3時間ですね。アバウトな待ち時間も出さないから、待っているだけで半日つぶれます。そのあげく、診察はほんの数分。患者側からすれば、「まったく診てない」という診察。

——ふざけてるねぇ。まさに3分診療だ。

吉田：顔色も診ない。パソコン画面だけを見てる。「高いですねぇ」「処方は前回と同じですね」「ハイ、次の方」で終わり。血圧とか、せめて体重くらい聞きませんかね（笑）。

流れ作業で、治す気持ちも通って5年、10年たつともう感じられないですよね。診療はまさにベルトコンベア。意味のある診療やるんだったら、ふつうは15分は患者とやりとりしないと見えてこないでしょう。隠れてなに食べてんの、とか（笑）。だから、僕も病院へ行っていたのは、ただインスリンの処方箋が欲しかっただけでした。

◉「食生活を聞く糖尿病医なんて知りません」

——「最近、何食べているの？」とか食事の内容を聞かれたことは？

吉田：ないです。食生活のアドバイスを聞いたことはいっさいないです。そんなこと聞く糖尿病医とか内科医とか、知りませんねぇ。東京女子医大では、別のセクションに行かされて、「食物交換表」を教えられる。これもよくわかんない。80カロリーが1単位で、足し算しろとか、まるでパズルです。こんなのやるヤツいないっしょ。医者とか栄養士の自己満足です（苦笑）。

——おかしいのは、「糖尿病療養指導士」という資格まであることです。そういう人が、これらを毎日足し算しろと言う。そのストレスで糖尿病になっちゃう（苦笑）。

吉田：患者の立場からいえば、もっと単純なことにシロクロつけてほしい。たとえば、炭酸飲料がどうなのか？　炭酸が血糖値を上げるのはわかっているけど、許容できる範囲はどこまでか、とか。

——治療にお金はどれくらいかかりますか？

吉田：インスリンも、これだけ糖尿病患者がいるのに全然値段が下がらないですよね。いまは注射器1本で約2500円。国民健保の3割負担だから、自己負担は750円。300ミリで10日分。僕の場合はほぼマックスで、1カ月で2種類6本使いで1万5000円。自己負担は4500円。メーカーは〝ノバルティス〟です。いいお客さんでした（笑）。

——てことは、1年間で医療費はどれだけかかるの？

吉田：病院に通っていたときは、診療費が1回行って、先ほどの3分診療（尿検査と血液検査込み）で約5000円。だからインスリンとあわせて年間で10万円は超えてましたね。

あ、あと注射器につける針ね。医者は注射1回ごとに変えろっていうわけ。使い捨てでと。バカバカしいよね。医者がインスリン処方するときに毎回「針は？」って聞くんだけど「余ってます、たくさん」って答えるしかなくて（笑）。まじめな患者さんって、針も言われたとおり毎回注射するごとに変えてるんだろうなって。注射器ごとで十分ですよねえ。

◉医者も1型か2型か、よくわかってない

吉田：あるとき、あまりにもHbA1cの数値がよくならない（医者はこれしか言わない）ものだから、医者が「吉田さんは1型なんじゃねぇかな」とか言いましたよ。えっ？　2型が1型に変わったりするんだ、と。初めてそんなこと聞いたんでびっくりして。

たぶん、それってインスリン入れすぎちゃったんですよね。都合8年。おかげさまで自分ではインスリンが出なくなった、と。高血糖の放置もたしかに危険だから、じつはいま自分でどうすればいいか迷っている状況でもあるんです。

——吉田さんの結論としては？

吉田：とにかく、糖尿病患者が知りたいのは3大合併症の兆候です。ガンとか、そういう

ものの前にね。
(1)腎不全、(2)網膜症、(3)壊疽。
どれも病状としてはキビしいんですが、まず壊疽はケガさえしないよう注意すればいい。たとえば爪切りは要注意です。うっかり深爪すると、そこから腐ってくるかもだから。

次に網膜症は、これは前触れなく突然来ます。目の中に墨汁が垂れてくる感じだってよく聞きます。これはほっとけば失明。だから医者は、半年に1回の眼底検査を勧めるんですけど、僕は「なんでやるの?」って思いますよね。だって眼科医は失明の前兆なんてわからないんだから、受けても意味がないでしょ。そもそもなったらなったで、今は対処してくれる眼科医はいますからね。

――意味のない検査をやらされるわけだ。

吉田:で、いちばん怖いのが、腎不全に伴う人工透析状態に至ること。身体障害者1級です。でもこの道筋はいまや自分でチェックできるんですよね。尿検査の中の尿アルブミン(尿に出るタンパク数値)の数字を定期的に把握してさえいれば、全然怖くない。数値が3ケタまでなら、テルミサルタン系の薬で腎臓の網目を修復できるんです。だから薬による対症療法で全然OK。

でも、そもそもが食事で改善ができるなら、それに越したことはありませんよね。何よりお金がかからないし（笑）。

以上――。このように病院のセンセイ方はテキトーです。治そうという気持ちもない。

これが今の病院の糖尿病治療の実態なのです。

◉原因を「環境因子」とごまかす

私の手元に『糖尿病学』（西村書店）という分厚い医学専門書があります。本文636ページ。価格は、なんと税抜き1万2000円、オールカラーの豪華本。帯には「糖尿病学の『決定版』」とあります。発刊は2015年5月15日。

編集委員に日本屈指の糖尿病専門医6人が名を連ねています。その他、編集幹事10名、執筆医師124名という錚々《そうそう》たるメンバーです。

つまり、この本は、日本の糖尿病学界の総力を挙げてまとめられた決定版です。

この本は日本の糖尿病医学の最高レベルの到達点といえます。

その理論が問題だらけ、まちがいだらけなのです。

日本の医学界は、糖尿病をどう定義づけているのでしょう？

「……糖尿病は、インスリン作用の不足による慢性高血糖を主徴とし、種々の特徴的な代謝異常をともなう疾患群である。その発症には遺伝因子と環境因子がともに関与する。代謝異常の長期間にわたる持続は特有の合併症をきたしやすく、動脈硬化症をも促進する。代謝異常の程度によって、無症状からケトアシドーシスや昏睡に至る幅広い病態を示す」

（「糖尿病の概念」日本糖尿病学会、２０１０年報告）

これが、糖尿病学会の糖尿病に対する考えです。しかし、あまりに一般的にすぎます。

もっとも致命的なのは、最大原因である「過食」に触れていない点です。

それを「環境因子」とごまかしている。悪質です。

「糖尿病は、主として現代食生活の欧風化などによる過食、肉食、さらに砂糖の過剰摂取により発症する」と真の原因を明記すべきです。

さらに「ストレス、運動不足なども発症要因となる」と記載すればより明解です。

素人の私ですら、すぐに列挙できる原因を、どうして明記できないのでしょう。

それは、糖尿病学会の先生たちが、さまざまな利害関係に配慮したからでしょう。

「過食」を指摘すれば、農業、食品業界からクレームが来る。

「肉食」を指摘すれば、食肉業界から猛烈な抗議をくらうでしょう。

「砂糖」の害を唱えれば、製糖業界から猛反発が来そうです。

だから、病因を「遺伝因子と、環境因子がともに関与」と玉虫色でごまかしている。

じつに姑息《こそく》であり、研究者のとる態度ではありません。つまり、この「糖尿病の概念」は、糖尿病学会も一種の利権団体であることを白状しているに等しい。

真の原因「過食」「肉食」「ストレス」は隠されている

◉ごまかしだらけの「専門書」

同学会報告では、糖尿病の「成因（原因）」についても詳述しています。

そこにも①「過食」②「肉食（動物食）」③「ストレス」④「運動不足」⑤「砂糖」など、本書で指摘した5大犯人はいっさい出てきません。

「……（糖尿病の）特徴は、インスリン効果の不足であり、それにより糖、脂質、タンパク質を含むほとんどすべての代謝系に異常をきたす」と病態を解説しながら、原因については次の記述があるのみ。

「……インスリンの効果が不足する機序には、インスリンの供給不全（絶対的ないし相対的）と、インスリンが作用する臓器（細胞）におけるインスリン感受性の低下（インスリン抵抗性）とがある」

これでは、原因の説明にはまったくなっていない。そもそも「インスリン欠乏」の原因は何なのか？　それに触れないと、糖尿病の「原因」解明にはならない。

ところが……「糖尿病の原因は多様である」「発症には、遺伝子因子と環境因子がともに関与する」と、アバウトに巧妙にごまかしている。

◉「原因」に触れぬ糖尿病学会

――さらに「原因」の解説を読み進む。

「……インスリン供給不全は、膵《すい》ランゲルハンス島β細胞の量が破壊などによって減少した場合や、膵β細胞自体に内在する機能不全によって起こる」

あ然とする。インスリン不全は、すい臓細胞の「破壊」「機能不全」で起こるという。

これは、「現象」の説明であって、「原因」の説明になっていない。

なぜ「破壊」「機能不全」が起きたのかを説明しなければ「原因」解説にはならない。

しかし、本書『糖尿病学』は、そのことには知らんぷりである。

「……いずれの場合でも、機能的膵β細胞量は減少しており、臓器において必要なインスリン効果が十分に発現しないことが発症の主要な機構である」（同）

呆気にとられて、この分厚い専門書を投げ出したくなった。

堂々めぐりとはこのこと。「原因」を解明している素振りを見せながら、また元に戻っている。こうして「原因論」は、次の言葉で締めくくられている。

「……インスリン作用不足を軽減する種々の治療手段によって代謝異常は軽減する」（同）

つまり「糖尿病の原因」と題していながら、「原因」にはまったく触れない。

呆れた専門書もあったものです。これは、実質、糖尿病学会の「報告書」です。

つまり、日本の糖尿病学会は、まさに子どもレベル以下なのです。

真の「原因」には、触れず、語らず、姑息にごまかしている。

じつに巧妙かつ悪質です。

◉真の治療は少食・断食のみ

病気の「治療」とは「原因」を取り除くことです。「予防」も同じです。

あなたもうなずかれるでしょう。その「原因」を糖尿病学会は黙殺している。

つまり「原因」を握りつぶしている。それでは真の「治療」など、ほど遠い。

じっさいに、病院でできるはずがありません。

私のいう真の治療とは、「ファスティング」(少食・断食)療法です。

むろん、患者の症状の程度に合わせて慎重に行なうのは、いうまでもありません。

その結果は、まさにみごとの一言です。インスリン注射依存の人でも完全に離脱し、完治しているのです。「糖尿病は治らない」は、真っ赤なウソだったのです。

◉遺伝は無関係だった?

なお、糖尿病学会が言う「遺伝的要因が関与」は正しいのでしょうか?
「……2843人について2型糖尿病発症リスクと関連するとされる34の遺伝子型を測定し、遺伝子リスクスコアを作成し、将来の糖尿病発症リスクや正耐糖能への移行との関連を測定した結果、糖尿病発症リスクはHR1・02倍と、ほとんど対照群と同じ」(『糖尿病学』)
糖尿病発症と遺伝関与は、予測に反してきわめてわずかでした。

実質的にその差はゼロです。

このようなデータがありながら「遺伝的関与」をことさら強調する糖尿病学会。

それは、真の原因（過食、甘食など）から目をそらさせるためではないでしょうか。

ただ、研究者が「糖尿病は遺伝する」と確信、錯覚したのもムリはありません。

なぜなら、同じ家族内で糖尿病は多発しているからです。

「……ほとんどの民族において、2型糖尿病患者の家族内の発症率は、一般集団の発症率より高く、患者の同胞（きょうだい）の糖尿病のリスクは2〜3倍、子どものリスクは2〜4倍とされている」（同）

◉同じ釜の飯、「遺伝」ではなく「食伝」

これでは「糖尿病は遺伝する！」と研究者が即断するのもムリはありません。

しかし、家族は同じ食卓を囲んで同じ物を食べている。この事実を忘れてはならない。

いわば、同じ釜の飯を食っている。

親の嗜好《しこう》を子どもも真似する。なら、同じ食原病にかかるのも当然です。

遺伝したのは、体質ではなく食質……つまり、食習慣です。

糖尿病の遺伝説を唱えている人は、この当たり前の事実に気づいていないのです。

そういえば、家族皆が同じ体型というファミリーは珍しくありません。

パパもママもデブなら、子どもたちもそろってデブ……。微笑ましい光景ですが、健康面からいえば好ましくない。これは、はっきり言えば「遺伝」でなく「食伝」です。

つまり「遺伝要因ではなく、環境要因」の結果なのです。

だから糖尿病学会は、その報告書「糖尿病の概念」から「遺伝的関与」の記述を削除すべきです。医者にも患者にも、大きな誤解を与えます。

今日も診察室で、患者にこう宣《のたま》っている医者がいるのではないでしょうか。

「糖尿病は、遺伝しますからねぇ……。一生治りませんね」

患者はまたも、ナルホドとうなずく。医者はうなずきながら、こう言い足す。

「ま、クスリとインスリンで、気長にやっていきましょう」

ここで、〝治す〟と言わないところがミソです。

医者は、死ぬまで「治す」気はないのですから……。

子どもの糖尿病は先進国で多発、後進国はゼロ

◉欧米は糖尿病地獄…

このように問題だらけの『糖尿病学』ですが、中には衝撃的報告も掲載されています。

それは世界各国における「小児の1型糖尿病」発症率です（次ページグラフ）。

一目見て、ただショックとしかいいようがない（「国際糖尿病連合」報告書〈2013年〉）

これほど、糖尿病の原因をくっきり示す証拠はないでしょう。

まさに一目瞭然……。一言でいえば、小児糖尿病の発症率は、先進国ではケタ外れに多く、後進国ではケタ外れに少ない。

ワースト1位はフィンランドで、人口10万人当たり57・6人。2位のスウェーデンは43・2人、3位のノルウェーは32・8人……。これに対して、パプアニューギニアではゼロ人……！　ベネズエラ、エチオピア、ドミニカ共和国、パキスタンなども、ほとんどゼロといってよい。アジア、アフリカ、南米の低開発国は、小児糖尿病の発症率がきわめて少ないことが一目でわかります。これと対象的なのが欧米諸国です。

■欧米の子どもの糖尿病は後進国の数十倍の悲喜劇！

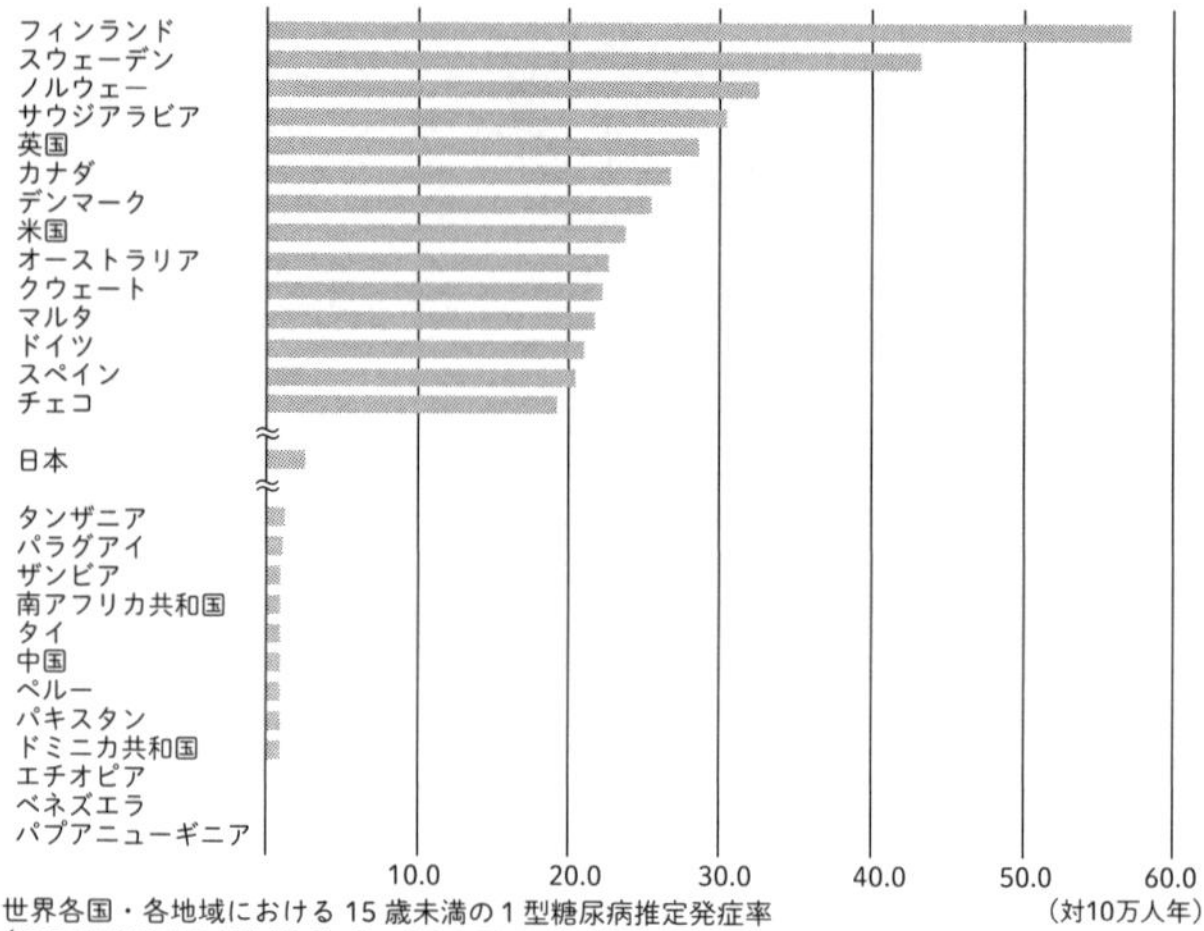

世界各国・各地域における15歳未満の1型糖尿病推定発症率
（IDF DIABETES ATLAS Sixth edition,2013より）

◉〝豊かさ〟〝過ち〟の代償

これらリッチな国々では、カロリー摂取量も半端ではありません。肉や乳製品、卵、砂糖なども食べ放題。まさに、人々はグルメな美食生活を満喫しています。

後進国は、そうはいきません。美食どころか、飢えをしのぐのに精いっぱいです。そうして生まれたのが、小児糖尿病の発症率の〝格差〟なのです。

これは人種格差というより食種格差です。言い換えると〝食べまちがい〟の格差です。

貧困国では小児糖尿病はほぼゼロベース。なのに、富裕国ではケタ外れに発症している。

つまり、貧困国の粗食が正しく、富裕国の美食が誤りだった……。

まさに、子どもたちの糖尿病多発は、その〝豊かさ〟と〝過ち〟の代償なのです。

その一つが子どもたちの1型糖尿病の元凶は、先進諸国の粉ミルク育児でした。

決定的証拠があります。

「……チリで一卵性双生児による研究がある。3カ月間母乳育児の赤ちゃんと、生まれて間もなく牛乳（粉ミルク）で育った赤ちゃんを比較すると、後者の赤ちゃんが1型糖尿病になる危険度は13・1倍も高かった」（チャイナ・スタディ）

これを受けてキャンベル博士は断言する。

「……子どもが発症する1型糖尿病の元凶は、粉ミルク育児である」

その理由は次のとおりです。

「……赤ちゃんが、母乳の代わりに粉ミルクを飲まされると、牛乳タンパク（カゼイン）の断片が小腸から血中に吸収される。その断片にはインスリンを分泌するすい臓細胞とまったく同じに見えるものがある。すると、乳児の免疫システムは、この断片を『異物』として認識し、破壊しようとする。つまり、赤ちゃんの免疫力は、粉ミルク断片と同時にすい臓細胞を〝攻撃〟してしまうのだ」

◉先進国に多発も当然

つまり、粉ミルクが赤ちゃんの免疫力を狂わせる。

みずからのすい臓を〝誤爆〟してしまう。この自己免疫疾患を誘発し、その子は難治性の1型糖尿病で苦しむことになるのです。

それで、後進国に小児1型糖尿病が少なく、先進国に多い理由がわかりました。

後進国は母乳育児で育て、先進国では粉ミルクで育てているからです。

この決定的証拠こそ1型糖尿病も誤った生活習慣で発病していることを証明しています。

貧しい後進国の母親は、粉ミルクを買うお金もなかった。だから、みんな豊かな乳房から湧き出る母乳で赤ちゃんを育てています。その結果、南の貧しい国々は、小児糖尿病などというおぞましい病気とは無縁でいられたのです。〝貧しさ〟が幸いしたのです。

それに対して、豊かな（？）欧米諸国の子どもたちがかわいそうでなりません。

この報告は、私たちに「真実の〝豊かさ〟とは何か？」を突き付けているのです。

カロリー・タンパク・脂肪・精白・砂糖の〝五高〟食

◉過剰栄養がβ細胞を破壊

さらに――この報告は、現代医学の糖尿病の「定義」もくつがえします。

一見豊かな（?）食生活が、じつは糖尿病大発生の根本的な原因である。

その真実をくっきり示しているからです。

つまり、糖尿病の原因は①高カロリー、②高タンパク、③高脂肪、④高精白、⑤高砂糖の〝五高〟食にあったのです。欧米に小児糖尿病が爆発的に多発し、〝五低〟食のアジア、アフリカ、南米にはきわめて少ないことが、その証しです。

欧米諸国に1型糖尿病がケタ外れに多いのは、これら先進諸国では、子どもたちは乳幼児のときから〝五高〟食をたっぷり与えられて育つためです。

過剰栄養の〝攻撃〟で、インスリンを分泌するすい臓β細胞が〝破壊〟されたのです。

つまり、致命的といわれる1型糖尿病も原因は過剰栄養であり「食べすぎ」なのです。

◉1型糖尿病の恐ろしいワナ

しかし、医学界は、1型糖尿病が〝食べすぎ〟が原因とは絶対に認めません。

〝彼ら〟の狙いは、「インスリンが不足気味」の2型糖尿病患者を「致命的に不足状態」の1型に引きずり込むことです。

すると、「インスリンをやめると死にますよ」と患者を脅せます。

つまり「インスリン注射に依存しないと生きていけない状態」にする。

まさに、空恐ろしいワナというしかありません。

それは腎臓病患者を後戻りのできない人工透析に引きずり込む手口とまったく同じです。

だから、軽度（2型）の糖尿病患者は、治ってもらっては困るのです。

この患者たちは、重度（1型）のワナに引っ張り込むエモノなのですから……。

先述のように、現代医学界は、糖尿病を1型糖尿病と2型糖尿病に分類しています。

▼1型糖尿病：「膵β細胞の破壊によって、通常は絶対的インスリン欠乏に至る糖尿病」と定義される（『糖尿病学』）。

▼2型糖尿病：「インスリン分泌低下やインスリン抵抗性をきたす。複数因子に、過食

（特に高脂肪食）・運動不足などの生活習慣およびその結果としての肥満が環境因子として加わり、インスリン作用不足を生じて発症する糖尿病である」と定義される（同）。

ようやく、ここで生活習慣として「過食」が出てきました。

厚労省ですら、糖尿病を生活習慣病の典型と位置づけているのだから当然です。

つまり、1型はインスリンの「絶対不足」、2型はインスリンの「相対不足」と区分されているのです。

◉β細胞を破壊したのは何か？

では、1型の、すい臓のインスリンを分泌するβ細胞を破壊したのは何か？

「過食、偏食など食生活の乱れ」とだれでも思う。ところが、この『糖尿病学』は、その事実から目をそらさせる。

なんと、原因は免疫だという……。

「破壊原因として明らかなものに自己免疫があるが他の原因も存在すると考えられる」

なるほど粉ミルク栄養児は13・1倍、1型糖尿病を発症する。

その原因は、免疫ではなく〝粉ミルク〟という誤った食事なのです。
焦点をぼかす、とはこのことです。

さらに「β細胞破壊の開始から、1型糖尿病の発症に至るまでの進行速度はさまざまであり、数日という短いものから、約10年にも及ぶ長い場合もあると推定される」。

これも〝解説〟になっていない。

「通常、遅かれ早かれ、インスリン依存状態（インスリン治療を行なわなければ、生命を維持できない状態）にまで進行する」

これにはゾッとする。

「1型糖尿病は、インスリン注射を打たないと絶対死ぬ」と断言している。そして、β細胞の破壊により「遅かれ早かれ」この1型糖尿病になると断定しているのだ。ここでも「何がβ細胞を破壊したのか？」には一言も触れない。卑劣きわまりない。

「『過食、偏食により、結果としてβ細胞は破壊される』と言ってみろ！」と言いたい。

●注射もクスリも仕掛けワナ

さらにはっきりいえば、β細胞を破壊したのは糖尿病治療そのものです。

インスリン注射をすれば、β細胞のインスリン分泌機能が衰える。

それは、子どもでもわかる。「廃用性萎縮」という生理学の概念があります。「使わなければ衰える」。β細胞も同様です。

まず医者たちは、２型糖尿病患者に「インスリンが不足してますね」と言って、気楽にインスリン注射を勧める。すると、外部からインスリンが供給されるため、β細胞のインスリン分泌機能は急速に衰える。つまり、β細胞の破壊が進行する……。

さらに、β細胞を破壊するものがある。

それが、医者が「死ぬまで飲め！」と命じる血糖降下剤なる薬物です。これらには、背筋が寒くなるほどの副作用がある。まさに、〝毒〟の塊。それを毎日飲めと医者は命じる。すると、その毒性のため、β細胞はますます疲弊し、破壊されていく……。

『糖尿病学』は、「β細胞破壊の原因は自己免疫」と見当はずれの記述をしていた。

そして「他の原因も存在すると考えられる」とトボけている。

「『インスリン注射、血糖降下剤などの投与が、β細胞破壊の大きな要因となっている』とハッキリ書け！」と声を大にして怒鳴りつけたい。

◉治ってもらっては困る

こうして2型糖尿病患者は、インスリン注射と血糖降下剤の強制によって、無理やりに1型に引きずり込まれていくのです。

まさに、悪魔の企みとしか、いいようがない。

糖尿病専門医たちは糖尿病の原因がまず「食べまちがい」にあると、絶対に認めない。

それなら「食事」を正すだけで、糖尿病は簡単に治ってしまうからだ。

それでは、まったく〝商売〟にならない。治療薬（血糖降下剤）やインスリン注射など、まったく不要という決定的真実がバレてしまうからだ。

〝彼ら〟は、患者が治っては困るのだ。それは、医療全体にいえる。

そうして、したり顔でニッコリ笑って言うのである。

「まあ、インスリンとおクスリは、一生続けることですね……」

なぜ、病人に治ってもらっては困るのか？

ホンネは、医者や病院の儲けのためである。

患者は金ヅルなのです。製薬会社にとってもそうです。

「医薬品添付文書」があなたを救います

◉薬の取扱説明書をまず入手

あなたが、糖尿病になって病院を訪ねる。

医者は、親切そうにこう言うはずです。

「……おクスリを出しておきましょうね」

彼は、その薬品名は絶対に口に出しません。何か聞いてもこう答えるだけでしょう。

「……血糖値を抑える作用がありますから……。いいクスリですよ。毎日、欠かさず飲んでくださいね」

薬剤名を口にしない、教えない。

それは、あなたがインターネットなどで調べることを警戒しているのです。

あなたは、製造物責任という言葉をご存じですか？

これは、あらゆる製造物について、もしも消費者に被害が発生したときは、メーカー、販売業者が責任をとるという制度です。だから、家電製品などの「取扱説明書」には、くどいくらい取り扱い注意事項が書かれています。

それは、クスリも例外ではありません。

クスリの「取扱説明書」が、「医薬品添付文書」です。これは、高度経済成長期にスモン病など多数の薬害が発生し、おびただしい人々が犠牲になった教訓をふまえて、薬事法（現・薬機法）で医薬品への添付が義務付けられたものです（２０２１年８月から文書は廃止され電子的閲覧になっています）。

クスリ被害は家電製品の比ではありません。こちらはバタバタ副作用で死ぬのです。

◉患者にだけは知らせない

なのに、不思議です。扇風機やビデオなど家電製品を買ったら必ずついてくる「取扱説明書」が、病院のクスリにはついていない！　おかしいじゃないですか！

「医薬品添付文書」を作成するのは製薬会社です。ところが薬機法は、「添付文書」の閲覧者を医師、薬剤師に限定しているのです。つまり、「彼らが医薬品の使用者だから」という言い逃れです。これは呆れた詭弁《きべん》です。本当のクスリのユーザーは患者です。みずからの体内に入れられるのですから……。そして、医薬品の対価を支払うのも患者、です。

しかし、じっさいにカネを払い、使う側の患者に対して、クスリの情報は隠されたままです。

「おかしい」という批判の声の高まりに、厚労省は医薬品のネット上での情報公開をしぶしぶ認めたのです。しかし、これでも不十分です。

ＥＵ（ヨーロッパ連合）では、医薬品情報は「治療主体者である患者に公開されなければならない」として、１９９２年より「医薬品添付文書」の患者への交付が義務化されています。

◉クスリの主作用と副作用

「医薬品添付文書」の公開を製薬会社も厚労省も渋ります。

そこには、クスリの隠された情報が満載されているからです。

クスリの正体は〝毒〟です。〝毒〟を人体に盛っているのです。

すると人体は〝毒〟に対して生理的に反応します。つまり、これが毒反射です。生命体には、ホメオスタシス（生体恒常性維持機能）がそなわっています。つまり、どんな刺激に対しても、正常な状態を保とうとする働きです。

これは、振り子の動きに似ています。だから私は、ホメオスタシスを説明する振り子を「命の振り子」と名付けました。〝毒〟に対する反射で一時的に傾いた振り子も、ホメオスタシスの働きで正常な位置に戻ってきます。このとき、振り子を下に引っ張る引力を自然治癒力と考えれば、わかりやすいでしょう。

◉全身の組織・臓器が悲鳴

人体に投与されて起こる〝毒〟作用は、一つではありません。ある〝毒A〟を投与すると、毒反射で血糖値が下がるとします。これは〝毒〟に対して人体が正常に戻ろうとする反射作用にすぎません。しかし、製薬会社の研究者は、この現象を発見して「ブラボー！」と叫ぶ。「この物質Aには、血糖降下作用がある。やった！」

すぐに会社はこのAを血糖降下剤として申請します。

医薬品の糖尿病特効薬として大量宣伝、大量販売し、膨大な利益を上げるのです。

しかし、毒反射は、製薬会社が「主作用」と呼ぶ血糖降下作用だけではありません。

それ以外にも、さまざまな反射があります。

毒Aは全身をまわるため、全身の臓器が反射して、悲鳴を上げます。だから、消化器系、循環器系、神経系などにさまざまな反射作用が現れます。それらが副作用群です。

製薬メーカーは、これら副作用群については口を閉ざし、できるだけ隠そうとします。

ただし「医薬品添付文書」では、それは許されません。

製造物責任法は、商品による被害を未然に防ぎ、被害者を救済することが目的です。

薬機法も同様です。そのために「添付文書」が義務化されているのです。

血糖降下剤の「添付文書」の内容は？

◉「すべて公開」は医師の義務

糖尿病のあなたが、医者から血糖降下剤を処方された。

なら即座に「医薬品添付文書」を入手すべきです。遠慮なく、医師に閲覧した内容を請求することです。

「このクスリの『医薬品添付文書』をください」

顔色を変えたり、渋る医師なら、二度とその門をくぐってはいけません。

私の知人の菅野喜敬医師（セントクリニック院長）は胸を張ります。

「私の患者さんには、処方する医薬品すべての『添付文書』のコピーを手渡し、さらに詳しく説明しています。患者さんへの情報公開は当然のことです」

まさに、医者の鑑《かがみ》です。その清廉潔白さには頭が下がります。

◉医師は読まない「医薬品添付文書」

代表的な血糖降下剤の正体をここに明らかにします。

あなたは気楽に毎日、血糖降下剤を服用しているはずです。

しかし、その副作用を知ったら、もう口に運ぶ気持ちは失せるでしょう。
▼薬品名：ジベトス（血糖降下剤）　メーカー：日医工
まず、「添付文書」は「使用上の注意」を最初に見ます。

命に関わる重大副作用が「警告」されているからです。
▼使用上の注意：「警告」――重篤な乳酸アシドーシスあるいは低血糖症を起こすとあります。アシドーシス（酸血症）とは、血液が酸性に傾く病気です。
それは「急死する場合もある」恐ろしい病気です。

具体的には次のような症状がまず現れます。

▼悪心（気分が悪い）、▼嘔吐、▼腹痛、▼下痢、▼倦怠感、▼筋肉痛、▼過呼吸——

これらは、重篤なアシドーシス発症の前触れです。

重篤とは「命に関わる」つまり「死ぬこともある」という意味です。

「添付文書」はこのような症状が現れたら、ジベトスの投与をやめて、適切な医療措置をとることと注意しています。しかし、これらの症状を血糖降下剤の「命に関わる」重大副作用の〝前触れ〟と気づく医師や看護師が、はたしているでしょうか？

それは絶望的です。なぜなら、あなたは信じられないでしょうが、ほとんどの医師が「医薬品添付文書」をまったく読んでいない、という仰天の事実があるからです。

その言いわけは「忙しくて、読んでるヒマがない」。耳を疑う台詞です。

私は、断言します。99％の医師が、「医薬品添付文書」をまともに読んでいない。

その理由は、まず「添付文書」を読んだら、怖くて患者に処方できないからです。

◉だれもクスリを飲まなくなる

赤裸々にクスリの正体——すなわち毒物であることが、詳しく明記されているのです。

ある医師は、自嘲気味に言っています。

「患者が『添付文書』を読んだら、クモの子を散らすように逃げていくはず。多くの副作用が書いてあるのを見たら、クスリを飲む人間は一人もいなくなるサ」

さて――。

血糖降下剤の重大副作用は、アシドーシスによる急死だけではない。

「警告」される重大副作用に低血糖症があります。

その症状は……。

▼顔面蒼白、▼頻脈（心臓が早鐘のように打つ）、▼発汗、▼振戦（ふるえ）、▼頭痛、▼視力減退、▼複視（物が二重に見える）、▼けいれん、▼昏睡……そうして、一番怖いのが▼異常行動（暴力衝動など）。

アメリカの刑務所の受刑者たちの8割以上が低血糖症だった。このエピソードを思い出してください。低血糖症になると怒りの感情が抑えきれなくなり、暴力や犯罪に走るのです。そこまでいかなくても突然キレる、ムカつくなど、制御不能の精神状態になります。

◉衝動的暴力や自殺の恐れ

低血糖症になると、血糖値を上げるためにアドレナリンが分泌されます。

これは、前に述べたように〝怒りのホルモン〟〝攻撃のホルモン〟と呼ばれます。

つまり、分泌されるとイライラと不快になり、怒りに任せて攻撃的になります。

そもそもアドレナリンが分泌されるのは、血糖値、血圧、脈拍を上げて、敵を攻撃、あるいは逃走するためなのです。

血糖降下剤から始まる生理的メカニズムは、最後に衝動的な暴力、犯罪、自殺などに直結することを示しています。

糖尿病で訪ねた病院からもらったクスリで、あなた自身が犯罪や自殺に走ったりすることもありうるのです。

それでも、そんなクスリを「死ぬまで」飲み続けるつもりですか？

第7章 お医者さんもお墨付き「食べない治し方」

――良心の医師たちも証言する

まずは、食事を見直しなさい――鶴見クリニック理事長・鶴見隆史

◉良心の医師たちの提言も

すでに目覚めた医師たちもいます。

彼らは勇気をもって、現代医学の陥穽《かんせい》、誤謬《ごびゅう》を指摘しています。

そして、悪魔的な利権に絡め取られた現代医学から、新しい医学を標榜、提案しておられます。そんな良心の医師に取材してみました。

まずご登場いただくのは「酵素断食」のパイオニアでもある、鶴見クリニック理事長の

鶴見隆史医師です。

◉甘い物中毒で心が狂う

——糖尿病の一番の原因はなんでしょう？

鶴見：簡単にいえば、高GI食です。

——GIとは「グリセミック・インデックス」の略ですね。つまり、ブドウ糖の血中吸収度合を指数100として、さまざまな食品を比較してます。GI値が高いほど、急激に血糖値が上昇する。つまり、高GI食ほど糖尿病リスクが高まる。

鶴見：そうです。速く血糖が上がるわけです。血糖が上がりっぱなしだと人間は死んじゃいます。その前にいろいろな症状が出る。だから、それを防ぐために血糖値抑制インスリンが出る。たとえば、統合失調症の人はアンパンばかり食べる。

——そうして砂糖の毒にやられて精神が狂う……。彼らはみな甘い物ばかり食っている。

鶴見：それで、真ん丸く太っている人が多い。引きこもりなんかもそう。そういう人を調べたことがある。1時間で180まで血糖値が上がるわけですよ。それで2時間ぐらい経つと、今度は40まで下がっている。

――インスリンによる過剰抑制ですね。

鶴見：そうすると、ものすごく食欲中枢が刺激されて食欲が出ますよね。血糖値40で低血糖症ですから、脳から「食べなさい！」という反射が出る。

――飢餓感でしょう。

鶴見：そうです。そこで（玄米など）複合炭水化物をとればいいんだけど、（砂糖など）単純炭水化物をとるからねぇ。また180まで上がるわけだね。

◉血糖値ジェットコースター

――高GI食を食べたからですね。

鶴見：そうです。180まで上がると、またインスリンが働いて下がる。

インスリンは、要するに細胞の〝窓を開ける〟役目です。細胞のレセプター（受容器）というのがあって、そこに結合して窓がパカッと開くわけですよ。

インスリンというのは〝窓のカギ〟です。それで、糖は「ありがたい」と言って細胞に詰め込まれるわけです。だから細胞自体がものすごく太ってきます。

――肥満細胞になる……。

鶴見：ハイ。それで血中に糖がなくなる。だから、高血糖危機は「やれやれ……」と脱するんだけど、次には低血糖症が起こるから、また食べて……それのくり返しをやるわけですね。高血糖↓低血糖↓高血糖……。

――血糖値のジェットコースターですね。

香川県が糖尿病日本一の意外な理由

◉原因は讃岐うどんだった

鶴見：そのうち、一つには脂肪細胞がたまりすぎて、脂肪が風船玉みたいに膨れ上がる。そうするとレセプターつまり窓が中から詰まっちゃう。インスリンが出ても開かなくなる。

――もう、細胞が脂肪で満杯になっちゃう。

鶴見：そう、もうパンパン……。それともう一つは、すい臓自体が疲れ果てるから、インスリンは出てはいるんだけれど、「しっかり仕事するのをやめようか」となってくる。

――内臓も酷使されると疲弊しますよね。

鶴見：細胞の窓は閉まる。すい臓は弱る。

この両方が重なって、2次性糖尿病になる。これが一般的な原因なんですね。

——ようするに、吸収の速い甘い物などを食べすぎた結果ですね。

鶴見：甘い物というか、糖質ですね。高GI食の代表が精製したものです。

——白砂糖なんか、怖いですねぇ。

鶴見：小麦も白米も、全般的にそうですわね。それとうどんです。20年くらい糖尿病日本一を競ってきたのが香川県でしょう。讃岐《さぬき》うどん……。

——ハッハッハ、そうですか。私ははじめて聞いた。怖いねぇ。

鶴見：高GI食の代表が白米、うどん、パン、煎餅……それと、ラーメン。だいたい、ラーメンばっかり食っている人は糖尿病になっていますね。あの佐野実さんという支那ソバ屋ね。

——亡くなりましたね。鬼のラーメン道で、マスコミでも有名だった……。

鶴見：重症の糖尿病で、多臓器不全で亡くなった。63歳ですよね。ラーメンしか食ってないからねぇ……。ラーメンオンリーで、多臓器不全で逝《い》くわけです。

◉血管が詰まり多臓器不全死

――高血糖で血管がすべて詰まっていき、全身の血行障害で臓器がやられる。

鶴見：そういう糖が増えると、血管にはタンパクが流れているから糖化して、その糖化した物が血中にバカバカ出てきますから、もう微小循環がいっさいなくなります。

――微小循環とは、95%を占めるといわれる毛細血管などでの血液巡環のことですね。

鶴見：それで腎不全、脳梗塞……神経もやられる。

――すべての臓器が停止に至る。恐ろしいですね。

鶴見：だからまあ、万病はすべて血液から始まるというのは本当です。

◉腹八分でも病気になる

鶴見：成人男性の摂取カロリー目安は2400キロカロリー、一日30品目を目標に、といった指針があるでしょう。残念ながら、その指針を守っていると健康を害してしまいます。指針どおりの食生活では、明らかに「食べすぎ」です。飽食の時代といわれますが、ふつうに適正に食べているつもりの人でも、医師である私からすれば食べすぎです。健康のために腹八分を心がけている人もいますが、それでもまだ食べすぎです。

――食べすぎですよね。

鶴見：若い頃と同じ食べ方ではいけない。50～60代ならば腹六分、70代なら腹五分。食べすぎると、どうなるでしょう。身体は消化不良を起こし、消化されなかったタンパク質のカスなどが腸内にとどまって悪玉菌を増やします。すると腸が汚れ、免疫力は低下します。その状態が続くと、全身にばい菌がばらまかれ、不調が起こったり、ひいては病気になってしまうのです。

糖尿病は医者がつくる医原病だった

◉55年で爆発的に増え続ける！

鶴見：糖尿病が一番いかんのは、「医原病」だってことですョ。

――まさに、そのとおり！

鶴見：糖尿病患者は、２０１４年で予備軍を含めて２０００万人でしょう。１９５５年から数十倍になっているんですよ。異常ともいえる急増ぶりですね。これはもう、ひどすぎますよ。食原病プラス医原病だね。

――医者は、「三食しっかり食べなさい」と言うんだもの。

鶴見：そうして「インスリンで一生長くもっていけます」と必ず言って、病人をつくるわけです。だから、絶対に患者を逃さないシステムをつくっている。

――恐ろしいねぇ……。

◉あるインスリンの犠牲者

鶴見：インスリンの打ち方をしっかり教え、そして、「なんでも食っていい」と。

ところがですね、昔からの知り合いのある大会社の社長が、糖尿病で僕に患者としてかかっていた。症状は、なんにもやる気が出ないんですね。それである日電話があった。

「いゃあ君ィ、とうとう僕ねぇ、何でも食えるようになりましたよ」

「いったいどうしたんですか？」

「やっぱりねぇ、インスリンを打つことにしてね、そしたらネ、『なんでも食っていい』と言うからねぇ……」

当時まだ65歳だったけどね。

――まだ若いよな。

鶴見：若いですよ。ところが半年後にね、電話が来て「いやぁ、インスリン打ってたんだけど、目が見えなくなってきてねェ。しかも、急激にクレアチニンの数値が悪くなってきて、もう人工透析始めたんですよ」と言う。

◉後戻りのきかない医者のワナ

――もうアウトだ。後戻りできない。みごとに医者のワナにはめられた。

鶴見：エッ！　と私も驚いた、僕が診ているときは、そうじゃなかったからねぇ。

その彼が電話かけてきて、「なんでも解決する最良の方法が見つかったんですヨオッ！」と言ってきたのに……。

――医者にだまされた悲劇だねぇ……。

鶴見：「インスリンを打った！」「解決した！」というのはありえない！。インスリンを打つというのは、強引に細胞の窓を開けているわけでしょ。それも全部、質《たち》の悪いホルモン、アディポ・サイトカインがバンバン出ている、そういう非常に質の悪い脂肪細胞なんです。

――だから、糖尿病プラス・アルファで血栓が詰まったり、さらに悪化する。

鶴見：まず目の①網膜症を起こす。それから②腎不全を起こす。それから足は痺れる。足は③壊疽《えそ》で腐ってくる……。糖尿病の3大合併症が起こります。

注射・クスリ漬けで1型糖尿病に引きずり込む

◉治さず死ぬまで荒稼ぎ

――糖尿病で1型・2型と分類しているでしょう。

1型は「インスリンの量が絶対的に少ない」、2型は「不足して働きが悪い」とアバウトですよね。そして、逆に2型を悪化させ、1型に引きずり込んでいる。

鶴見：そんな感じですね。1型は遺伝性だというけどネ、あんまりわからんところがある。ただ、1型糖尿病の場合、下手にインスリンをやめさせて死亡したりすると訴えられるからね。だから、1型だけは「触らぬ神に祟りなし」、「私の考えはあるけど、(患者は)受けません」。

――私の従兄弟の奥さんは重度糖尿病で、お腹に去年開発されたというインスリン・ポンプを装着しています。小さなコンピュータ付きで、センサーで24時間インスリン注入が可能だとか。個人の負担金額も相当額になるそうです。もう、ロボットみたいですね。

鶴見：ヘェーッ!!　いやもうね、「全部、医学が進歩したから治る」というような言い方をしてるけど、ウソ八百ですよ。

——しょっちゅうインスリン供給したら、すい臓が退化して、インスリンを出す機能がゼロになるのは当たり前。1型をつくっておいて、「1型は治らない」と言っている。

鶴見：そうそう。だから、レセプター（インスリンの受容器）だけの問題ではなくなっちゃう。とどのつまりは、1型に近くなりますわね。

——β細胞がどうこうと言っているけど、外からインスリンを100％入れりゃあ、β細胞は衰え、破壊され、すい臓の分泌機能がゼロになるのは当たり前ですよ。

血糖降下剤より、タマネギを食べよう

●タマネギ1個でOK！

——血糖降下剤など、私が調べると毒性のカタマリですね。

鶴見：血糖降下剤は毒のカタマリです。それなら、同じような成分を自然の物でとればいい。だから、かんたんにいえばタマネギを一日1個食べる。

するとその効果は血糖降下剤オイグルコンと一緒だといわれています。

――天然系と合成系では、有効性はまったく異なるそうですね。

鶴見：そうですよ。まったくちがいますよ。タマネギにはビタミン、ミネラル、ファイト・ケミカルなどがいっぱい入っています。同じような構造式だけど、まったく副作用がなくて身体に良いのがタマネギです。副作用だらけで、どうしようもないのが血糖降下剤です。そして、タマネギは低血糖にもならんしね。

――血糖降下剤の重大副作用は恐ろしい。致死的アシドーシス（酸血症）になったり、低血糖症による精神障害や犯罪、自殺まで指摘されている。数多くの副作用とすい臓の疲弊で、2型は1型へと重症化し、廃人になって死んでいく。いや殺されていく……。

鶴見：もう、目にみえてます。だから、多臓器不全になるんですよ。

――糖尿病の末期はガンになるというけど、その前に多臓器不全で死んでいく。

鶴見：ああ……だからウィリアム・オスラー博士は「血管から老いる」と言った。

糖尿病末期は、もう本当の動脈硬化ですね。

――あと、微小循環というのを案外みんな知らないですね。

血管とは、目に見える血管だけだと思っている。医者でも、それを知らない。赤血球が連銭のように連なる「連銭形成（ルロー）」も知らない。

鶴見：知らないねぇ。医者も知らない。体液が酸性化すると、急速に赤血球同士が餅のようにくっつくんですね。すると、もうミクロの毛細血管を抜けられない。

●黒バナナ健康法のススメ

——先生の最近のご著書『黒バナナ健康法』（アスコム）は、びっくりしました。抗酸化作用があって、血糖値を下げる効果もあるという。

鶴見：これは発酵食品です。僕なんかいつもバナナを一房50円で買ってくるの。安くて、めちゃくちゃ身体にいい（笑）。シンガポールに行ったら、バナナはみんなグチャグチャで腐りかけ。そんなのを子どもに食べさせるんだ。

——けっきょく、熟しているのが一番美味しい。

鶴見：甘くて美味しくて、しかもバナナくらい必須アミノ酸のトリプトファンの多い食品はない。トリプトファンは神経ホルモン、セロトニンを出すわけだからね。精神安定に一番いいわけよ。

——アミノ酸の中では、もっとも有用ですよね。

鶴見：それと、バナナを黒くするとオリゴ糖が圧倒的に多くなる。

だから、三糖類、四糖類がいっぱい出る。黒いバナナを食べると、腸の中で善玉菌が増えます。だから黄色いバナナを食うより、よっぽどいい。

「黒バナナって、売ってるんですか？」と聞く人もいる。「いや、売ってないけど、ほっときなさい」(笑)。腐りかけの一歩手前がいい。真っ黒けになって、ジュクジュクしたら食べましょう！　と。黒バナナは糖尿病の方にもお勧めです。

——発酵熟成ですね。それは、あらゆる食材にいえますね。

お肉ですら、腐る寸前が一番美味いといいますね。干し柿もそうだ。柿は熟柿《じゅくし》が一番美味い。栄養価も最高度に達する。

鶴見：そりゃあ、酵素は増えるし、熟したのがいいに決まってますよ。たとえば、ショウガがいいといっても、生と乾燥ではえらい差がある。乾燥ショウガのほうが全然いい。

糖質制限ブームの落とし穴

◉糖質制限の勘違い

——最近の糖質制限ブームはいかがですか？

「炭水化物を全部やめて、肉と油をとればいい」という。肉の害と脂肪の害は、さらに怖い……。糖質というのは、精白された糖質が良くないということです。未精白でビタミン、ミネラル、繊維、微量栄養素が豊富であれば問題ない。

鶴見：そうなんですよ。

――白砂糖、白米、小麦などが血糖値を上げるから良くない、というのが糖質制限の根拠だけど、未精白だったら繊維や微量栄養を含み、GI値も上がらない。早くいえば、黒い糖、玄米、全粒粉の小麦なら、まったく問題ない。

鶴見：そうです！　だから、そのような複合炭水化物をとればいいんですよ。

――だから「いっさい炭水化物をとらない」という極端な人もいますよ。

鶴見：います。それで肉食っている。それで臭いオナラをしてねぇ（苦笑）。

――そういう人は、肉が腸内で腐っている。他の面でメチャクチャ悪いことが起こるよ。肉食などで身体中アンモニアだらけになる。腸内も惨澹たる状態になる。

鶴見：そして、大腸ガンになるよ。

――油も、とっていい油と悪い油があるのに、そんなことも知らない。ただ、糖質制限でタンパク質と油をとればいいとかんちがいしている人も多い。

ベジタリアンの時代が来た

◉感動！　ポール・マッカートニー

鶴見：ポール・マッカートニーが来日したじゃない。

――ああ、そうそう。彼は当時73歳とは思えんほど元気ですね。それで、ベジタリアン。

鶴見：昭和17（1942）年生まれ。それで、ポールを呼んだ人が僕の友だちで、けっこうチケット安く買えたのね。最前列の特等席だった。

――それはお宝。プラチナ・チケットですよ。

鶴見：家内はキャーキャー喜んでたけどね。何に感動したかというと、ポールが3時間15分、疲れ知らずで歌い、演奏をしたことに感心した。

トイレタイムもなし。ブッ通しで、ピアノは演奏するわ、ギターは弾くわ……。

その後、招いてくれた友だちに電話で聞いたんです。「なんで、あんなに元気がいいんだ？」。すると「ポールは完全ベジタリアンで、ヴィーガンだ」という。

――やっぱりね……。

ヴィーガンは、肉どころか魚、卵、牛乳など動物食はいっさい口にしませんね。

鶴見：あのね、ビートルズのメンバーだったジョージ・ハリスンが肉ばっかり食って、アッというまにガンで死んだでしょ。それを見て、ポールは「肉は良くない」と気づいたんだね。ベジタリアンになって30年だって。肉はそれぐらい怖いのよ。

――ジョン・レノンもベジタリアンだったね。

鶴見：彼もヴィーガンだったんだよ。

彼も殺されさえしなければ、今もピンピンして生きていたはずだね。いまや、一線で活躍している有名な人はアメリカ人もイギリス人も、皆ヴィーガンですよ。

――しかし、すごい舞台を見ちゃいましたね！　私もヴィーガンになろうかな。私は、下っ端のベジタリアンだから……（苦笑）。

生命観を覆す「経絡増血」説――森下自然クリニック院長・森下敬一

◉千島・森下学説、復活！

森下敬一博士は、現代の医学理論の巨人です。博士は20世紀最大の医学理論「千島・森下学説」の双璧のおひとりです。半世紀以上も前に弾圧されたこの学説は、今、不死鳥のように蘇ろうとしています。

同学説の根幹は（1）「腸管造血」、（2）「細胞可逆」、（3）「細胞新生」という3つの柱で成り立ちます。

これに対して、近代から現代に至る医学・生物学理論は（1）「骨髄造血」、（2）「細胞不可逆」、（3）「細胞起源」（細胞は細胞のみから生じる）という理論を固守しています。

しかし、これらは根本的にまちがっています。

旧来の理論では、さまざまな生命現象をまったく説明できないのです。

これに対して、千島・森下学説は、これらの難題を鮮やかに解き明かします。

さらに森下博士は、この3大理論に4番目の発見という金字塔を打ち立てています。

それは、（4）「経絡造血」です。

これは、人類の生命理論を根幹から覆すほどの破壊力と創造力を秘めています。

◉不食の人の謎が解けた

昨今、不食の人がマスコミなどでも話題になっています。

まったく何も食べないで生きている人たちです。これは従来の栄養学、生物学、医学では、まったく説明不能な現象です。森下博士は、その存在に鮮やかな解を与えたのです。「……人間の経絡には不死の生命体ソマチッドが密集しており、それが太陽など宇宙エネルギーを浴びると増殖して、赤血球になり、さらに白血球から体細胞に変化するのです」（森下博士）

つまり、4次元のエネルギーが3次元の肉体になる……。

その事実は、世界中で観察されています。

森下博士に、糖尿病はファスティング（少食・断食・一日一食）がベスト療法であるという根拠をおたずねしました。

「食べなきゃ、いやでも治ります」

●糖尿病の原因は食べすぎ

――糖尿病の一番の原因はなんでしょう？

森下：一言でいえば過食……食べすぎですね。

――カロリーオーバーということですね。あと、ストレスはいかがでしょうか？

森下：それは当然、関係があります。

――ストレスで糖尿病になるというのは、どういうメカニズムでしょう？

森下：神経的なストレスが、脳の中枢に影響を与えます。さらに視床下部から自律神経を通して、全身にマイナスの影響を与えていく問題があります。

――それは、すい臓のインスリン分泌にも影響しますね。乱れたり、弱ったり……。

森下：当然、影響します。

――あと、肉食はいかがでしょう。週に6日以上お肉を食べる人は、まったく食べない人に比べて3・8倍糖尿病で死んでいるという研究報告があります。

森下：肉そのものが、新陳代謝されている動物の〝部分〟です。

新陳代謝が行なわれている途中だから、肉には半分毒素がたまっている。

肉を食べることは、その動物がやり残した下り坂、つまり老廃物の処理を食べた人間が負担するということになる（笑）。

◉白砂糖は甘い〝化学物質〟

――運動不足というのはどうです？

森下：そりゃあ当然関係がありますよ。まず、血行不良ですね。酸素の吸収の問題もあるし、当然、血流の問題もある。運動による筋肉からの自律神経系が与える影響もある。

――筋肉から生命活性ホルモン（マイオカイン）が出ていると、最近いわれていますね。

森下：そうそう！

――5番目は甘い物です。砂糖、これはどうでしょう。

森下：ええ、それに対して黒砂糖は、僕はいいと思う。黒砂糖は、われわれが想像している以上に優れています。それは、白砂糖の毒性を帳消しにしてくれるビタミン、ミネラルなどの微量栄養素をたっぷり含んでいる。そう考えていいですね。

逆に、精製した白砂糖はダメです。白砂糖は、入れただけで完全にマイナス。

――良いことが一つもないでしょう。

森下：アレは「甘い」という味がするだけの化学物質だと思えばいい。白砂糖という化学物質は、われわれの身体に決して入れてはいけないという原理があります。

医者は栄養学をまったく知らない

◉「糖尿病は治らない」のウソ

――糖尿病の患者が病院に行くと、医者は「糖尿病は治らないッ」と言うんです。これ、先生はヒドイと思いませんか？（苦笑）

森下：それは、その医者が治り方、治し方を医学部などの医学教育の中で教わっていないからです。原因は「食べすぎ」なんです。だから、治療法は思いきり減食する。あるいはファスティング状態に近づければ、それ（糖尿病）はまちがいなく治ります。

――食べすぎたから糖尿病になった。だから、食べなきゃ治りますよね。子どもでもわかりそうなものです。お医者様は、なんでこれがわからないのでしょう。

森下：いやあ、そういうふうに教わってないから（笑）。糖尿病の原因が「食べすぎ」だということが、あまりわかってないんじゃないかなぁ。

――あとは、１型糖尿病と２型糖尿病って分けて、インスリンが出なくなったのは１型で、インスリンが不足してうまくいかないのが２型だとか言っている。

だけど、あまり意味ないですよね。

森下：意味ないですね（きっぱり）。糖尿病に限らず、「病気が治せない」もんだから、ガンでもその他の病気でも、けっきょく治せないのは「いろんなタイプがあって……」とか、「たまたま目の前にいる患者のタイプがふつうとはちがうんではないか？」というようなところに持っていくのです。

だから、今の研究者は分類ばかりしている（笑）。だから逃げ口上です。

◉「三食食べろ」はナンセンス

――お医者様に行くと、食事指導で必ず「三食キチンと食べなさい」と命令される。

森下：おかしい。だいたいねぇ、医者は本当の意味での栄養学を教わっていないから。医学教育の中に栄養学はないッ！　ただ、学校によって違うんですね。官立系の学校には、栄養学の科目がない。

――ようするに東大とか、旧帝大などの国公立大学の医学部ですね。

森下：僕たちが学んだ私学系医学部では、栄養学は授業の中に相当入っていた。

でも、これも栄養分析学に近い栄養学だから、あんまり役には立たなかったけど……。

学校出てから、インターンやらで他の学校の卒業生を調べてみたら、栄養学をまったく教わっていない、つまり授業がなかったというのは国公立系ですね。

――医学部教育はバカ医者をつくる制度ですね。

森下：ウン。だから「栄養学は栄養専門学校というのがあるし、栄養士に任せておけばいい」という割り切り方だったんじゃないかな。

――それは、一種の無責任ですよね。古代ギリシアの医聖ヒポクラテスが「食事で治せない病気は、医者もこれを治せない」という名言を残しています。つまり「医者より食事のほうが、病気を治す」と言っているのですから。それでも栄養学を無視とはヒドイなぁ。

森下：そうですね（苦笑）。

◉三食指導はもう時代遅れ

――一日一食やファスティングを指導するお医者様が増えている。

なのに、糖尿病学会が三食を指導するのは、時代遅れじゃないでしょうか？

森下：そりゃぁ、当然そうです。糖尿病患者に三食指導なんて、われわれには考えつかない。

朝食食べて、昼食食べて、夕食も食べるという三食指導なんて、われわれは少なくともやってこなかった。

――最近ようやくファスティングが広がっています。今は、多くの医者が「三食は食べすぎだ」「少なくとも二食にしなさい」「朝は抜きなさい」と言っていますよ。

「朝ごはんを抜きなさい」と。それを糖尿病学会や専門医たちは無視しているんだね。

森下：エエ……、学界は時代遅れということですね。

ようやく、時代は本物に接近したところと言いたい。

玄米、全粒粉、黒糖で糖質制限は不要

◉糖質制限もトンチンカン

森下：「炭水化物を食べちゃダメだ」という本があるでしょう。

なんか、変なトンチンカンな説が、また台頭しはじめた（笑）。

――糖質制限で問題にしているのは、要するに白パン、白砂糖、白いご飯などでしょう。

つまり、「小麦や白米が血糖値を上げて糖尿病の原因になるからやめろ」と言っている。

森下：そういう発想です。つまりね「デンプンがダメだ！」ということは「肉を食え！」

ということです。「肉食」なんて、正面きって言いにくい面もあるんでしょう。
だから間接的に言っているだけ。

——裏ワザ、巧妙なテクニックですね。ダイレクトに「肉を食え」と言うと問題があるから、間接的に肉食に誘導している。もう一つの脂肪も食肉に含まれるからね。人々を動物食に誘うために、糖質制限ブームを焚き付けている。

森下：ええ、そうじゃないでしょうかね。
炭水化物をやめれば、食べる物が何もなくなってしまう。

◉炭水化物こそ真の食物

森下：いやぁ、じつはね、炭水化物……デンプン以外に、人間の食べ物はないんです。

——そうですよね。

森下：動物が海から陸《おか》の上に這い上がったのが、植物の次なのです。地球の表面の陸地が冷えて、居候《いそうろう》できる状態にまで温度が下がったときに、海から植物が先に上がったのです。
植物はエネルギー源が4次元だから、太陽のエネルギー、宇宙のエネルギーを使って、それでつくったのが炭水化物です。炭素（二酸化炭素）と水と宇宙エネルギー（太陽エネルギー）を使ってできあがるものは、炭水化物しかないわけだから。

そのあとを追いかけて、5000～6000万年遅れて、やっとこさ、動物は陸地に這い上がった。上がったのはいいが、食べ物は植物の緑の葉っぱか、光合成でつくり上げられた炭水化物以外になかった。陸の上で生活するには、動物は、すべて炭水化物で生命を維持する方法しか持ちえなかった。そういうことです。

――それを「食べるな！」というのはムチャクチャだね。

森下：ええ、どだいそれはムリな話ですよネ。

◉ファスティング人体実験

――ようするに昔は粗食、少食で、お肉を食べられるくらいに消化器も身体も強くつくったおかげ、ということですね。

森下：そうです。敗戦直後に私が自然食運動をやりはじめた直後には、今の現代医学、栄養学の立場から、こう言われたものです。「大正から昭和にかけて生まれた世代は、栄養不良で50代、60代までしか生きない」「どうがんばっても70歳までしか生きられない」

そういう説が台頭していたのです。なぜかというと、「成長期にほとんど食べ物が与えられていないから」

――なるほど、アッハッハ……。

森下：動物性タンパクなんか、われわれは見たこともない。肉だとか牛乳は、見たことがない。それで、小学校高学年から大学を出る昭和33年か34年くらいまで、ずっと空腹を抱えての生活だった。ようするに、「成長期に食べ物を与えなければ、どうなるか？」「どんな成長をするか？」ということの〝人体実験〟をやらされた世代ですからね。

――国家規模の〝人体実験〟だ。

◉食べない人ほど長生きした！

森下：その世代は、「長生きできない」といわれていた。

ところが、フタを開けてみたら……（笑）、もっとも生き残っているのは80歳後半とか90歳という連中。それで今、60歳代がバンバン死んでいってる。

――そうそう、僕のまわりもそうです。皮肉ですねぇ！（笑）肉食っているそういう連中のほうが早く死んでいる。いや、この違いは面白いですねぇ。

ようするに、当時は幼少期から国をあげてファスティングをやったわけだね。

森下：そうです！　20年、30年にわたってですからね。1人ではとてもできないけど、時代がね……。〝ありがたい〟時代だった（笑）。今ね、ほんとに僕は「物が食べられない」時代に巡り合えて、それで今、長生きさせてもらってることに感謝している。
　皮肉じゃなくて、そう思いますよ。

87歳で3週間の断食実行

◉絶食が長寿者を生む

――この傾向は世界を見渡してもそうですよね。


森下：世界の百寿者は、コーカサス地方やパミール高原などが多い。この地域でもイスラム教徒で徹底したラマダン（断食）を行なった年配の人にきわめて多くなっています。

　ラマダンは、日の昇っている間は絶食します。それがデトックス効果をもたらし、体内に蓄積された毒素が排出されて、血球も細胞もきれいになる。

　それが、彼らの長寿の大きな理由といえます。

　最近、30日断食がニュースになり、話題となった俳優の榎木孝明さんとの対談を控え、

3週間の断食をしました。あちらが1カ月なら、これくらい断食して臨まなければ失礼ですよ（笑）。断食中に口にしたのは天山蜂蜜のみ。これはヒマラヤ高原に咲く朝鮮人参の花のみから採取した逸品。それをほんの少し口にしてね……。

グルジア（現・ジョージア）も長寿者の多い地域です。人々は、満腹するまで食事をとることはけっしてありません。長寿者は一様に「満腹するくらいなら、空腹でいたほうがいい」と言います。皆スラリとやせていて、肥満の長寿者はいません。

◉患者は早目に〝処分〟する

――困ったことに、医者はすぐインスリンを打つ。「糖尿病は治らない」と言ったあと、必ず血糖降下剤を処方する。「薬物で血糖を下げなさい」。それも「一生飲め」と命令するからヒドイ。また、生活習慣病のはずの2型糖尿病でも「インスリンを打ちなさい」と注射を強制する。この二つとも〝毒〟でしょう？

森下：エエ……、そりゃあもう。早めにインスリンを与えて治療を行なうということは、「早めに片付けてしまおう」ということですね。

患者は「片付けられて死ぬ」わけですから……。

クスリをどんどんやっていると、発ガンしますからね。ガンを一番多発させるのが①「抗ガン剤」です。次が②「降圧剤」です。あとは、③「血糖降下剤」です。そういうやつが二番手、三番手にくる。必ずガンになる。そして死んでしまうというケースもあります。

――つまりは、言葉は悪いが〝屠殺《とさつ》〟処分ですね。糖尿病患者は命を奪われる。だって、インスリンを打つことは糖尿病を「治さず」「悪化させる」ことでしょう？

すい臓のインスリン機能が急激に衰えていきますから。

森下：ハイ、急激に衰えますね。

――2型糖尿病が1型になっちゃう。治す気は端《はな》からない。それより、軽度の2型をインスリンや血糖降下剤で重症化させ、1型にする。

あとは次第に全身の血行不良になり、多臓器不全など合併症の死が待つのみ……。

森下：ええ、そのとおりです。

うちのクリニックにも何人か来てますけどね、やっぱり皆さん方、うちに来られる前にインスリンをたっぷりやっていて、うちに来てからインスリンをやめているわけです。

――インスリン離脱は急にやめたら危険だから、ソフト・ランディングが大変ですね。

森下：そうそう！　そういうことです。

男性よ、女性とわが子のために塩をとれ！

森下：あと、もう一つは、塩の問題です。
塩は〝生命エネルギー〟を持っていてね、新陳代謝の歯車をしっかり回す物質ですね。で、日本人は今、減塩、減塩だから、だんだん発達不全が増えている。

◉塩不足で発達障害に

――発達障害は、子どもたちに多いですよ。


森下：あれはね、ようするに今、男性のナトリウム摂取量が激減しているわけですよ。

女性のほうは、ほどほどにとっていればいいんだけど、男性のほうがしっかりナトリウムをとっていないといけない。そのナトリウムが絶対的に不足してきている。

面白い論文があって、アメリカの話なんだけど、ヒロズコガという蛾の一種がいて、雨が降ったあとの水たまりのまわりに、この蛾がいっぱい集まって、水をドンドン飲んでいる。調べてみたら、オスばっかり水たまりの水を飲んでいる。

――ヘェー……。面白いな。

森下：それで、お尻から水を出している。「何をやってるんだろう？」と大学の生物学の教授連中が調べてみたらね、ナトリウムを身体の中に取り込む作業をやっている。それで塩だけ身体に残し、あとは水をピュピュッとお尻から1メートルくらい飛ばしていた。

だから、蛾の輪の外側がビショビショに濡れている状態になっていた。

――ああ、面白い光景ですねぇ。

◉交尾とナトリウム

森下：それで、「そのナトリウムをどうするのか？」ということで調べたら、交尾をするときにナトリウムをメスの身体の中に入れていた。

なぜ、入れるのかというと、卵巣の中の卵子を正常に発育させるために、ナトリウムが必要なんだ。だから交尾というのは精子を入れるだけではない。あれはね、〝塩気〟を入れないといけない。

――気のエネルギーを入れている。スゴイ！

森下：ところがね、人間の場合、とくに日本人には〝塩気〟がなくなってきているわけですよ。

――だから、草食系男子が増えている。

森下：ハイ、精子の数も少なくなるし、ナトリウムの量も少なくなったら、女性の身体の中に質のいいファクターが入っていかない。

◉「塩は一日5グラムまで」のウソ

森下：だから、発育障害とか、発達不全とか、いろんな現象が起こってきている。〝塩〟の問題はあまりなおざりに考えられてはいけない。

――「塩は一日5グラムくらいにしなさい」など、とんでもない栄養指導をしている。当然、自然塩が前提ですが。あと、漬物とかの塩気物は、できるだけとったほうがいいということですね。

森下：そうですね。塩分は、とくに男性がしっかりとっておかないといけない。女性の場合、もともとカリウム性の動物だけど、男性はナトリウム性だから。

――陰性と陽性で補い合う、ということですね。男女は陰性・陽性の差がある。

森下：それをわきまえて塩分をとっておかないと、禍根を残すことになる。

第8章 さあ、今日からできる治療法スタート

――〈食べない治し方〉実践編

ムリせず、ゆっくり、少しずつ……

◉ソフト・ランディング

「……食べすぎたから糖尿病になった」なら、「食べなきゃ治る」。当然です。しかし、急に食べるのをやめてはいけません。

これは、ファスティングすべてにいえます。人間の身体は、与えられた状況に適応する機能があります。これを馴化《じゅんか》といいます。いわゆる〝馴《な》れ〟ですね。

しだいに少食に馴らし、そして次に断食に馴らしていきます。

つまり、ソフト・ランディングです。

たとえば、第1章で紹介した、ただ食べないだけで15年来の糖尿病を完治させた岡田正史さんは最初に朝食を抜いたとき、お腹が背中にくっつくくらいの空腹を感じています。

しかし、10日、15日と経つうちに、まったくつらさを感じなくなったのです。

それどころか、空腹感を幸福感と受け取れるようになっています。

ふつうの人でも、朝食を抜いて一日三食を二食にするだけでも、目が回るほど空腹を感じる人がいます。だから、糖尿病の方ならなおさらです。ムリせず、ゆっくり、じっくり、少しずつ……。これが、「食べずに治す」糖尿病の基本的な心がけです。

◉食べなければ、万病が治る

ある地方で、断食と食事療法によって糖尿病患者を数多く治してこられた良心の医師と出会うことができました。匿名を条件に（本書ではM医師と表記）、糖尿病とファスティング療法、始める際の注意点などについて詳しく語っていただきました。

——糖尿病患者に少食・断食指導する場合の注意は？

M医師：まず、低血糖ショックです。それから合併症ですね。

血糖降下剤とかインスリン注射をやっている人は、インスリンの減らし方は難しい。できれば医師と相談してやってください。でも、現実に指導できるお医者さんが、ほとんどいませんけど（苦笑）。

インスリン注射を突然減らしたら、血糖値は瞬時に上がります。血糖降下剤も急にやめるのは良くない。急にやめていい場合と、急にやめると危ない場合があります。

クスリをやめるかどうかは、専門能力のある医師に相談してからにしてください。

急にやめると、依存体質の人は非常に危ないことが起きることがあります。

「毒薬だから急にやめていい」とは、限らないんです。

◉むしろ高血糖が怖い

――とくに低血糖ショックへの対応は？　ふるえ、めまい、昏睡など……。

M医師：逆にインスリンを使いすぎて、低血糖で植物人間になる人がいる。血糖値を抑制しすぎて昏睡から醒めない人もいる。低血糖性昏睡です。医学雑誌には書いてあります。

反対に、血糖値が上がりすぎると起きる症状としては、糖はものすごい毒性ですから、まずインスリンが足りなくなる。すると糖分をとりこめない。そして全身に〝砂糖毒〟がまわる。〝酸毒〟が広がり、アシドーシス（酸血症）になる。低血糖ショックにまでいかなければ、高血糖のほうが恐ろしいですね。

――なるほど……。

M医師：インスリンも、血糖降下剤も、血糖の「調節作用」はない。下げるだけ。ところが漢方薬なら、下げるだけどころか「調節作用」がある。その「調節作用」のないものを長くやるのが、邪道なんです。西洋医学はバカだから、その邪道でできているわけです（笑）。インスリン注射をやっているとき、毎日食事のカロリーを計算して合計を出すなんて、現実問題としてムリです。不可能です。

インスリン注射をこんなに患者自身にやらせる国は、日本以外どこにもない。患者がけっきょく自己判断でやっている。あと、必要なインスリン量なんて毎日変化するから、だいたい注射が多すぎるか少なすぎるかです。メチャクチャですね。

――なら、血糖降下剤も、インスリンも、結果的にメチャクチャだ。

M医師：そうなんです。医学なんて、本当のことをいうとね（笑）。ようするに、高血圧も糖尿病もそうだけど、クスリには「調節作用」がない！

ワンウェイ（一方通行）なんです。だから、まだ赤ちゃんの医学なんです（苦笑）。「調節作用」がないことをやるんだもの。私もときどき糖尿病の専門医に会うけど、ダメだねぇ……。アタマの構造は赤ちゃんなのか、そういう発想しかできない。

結局、受験勉強とか偏差値教育とかで思考回路が破壊されてしまっているんだね。頭が良いってことは、頭が悪いってことなんだね。

断食もゆっくりやれば、大事にはならない

◉1型糖尿病も治る？

――1型糖尿病も、断食で治りますか？

M医師：ウーン。正式には「ムリ」といいます。が、じつは私のクリニックに一昨日1型糖尿病の患者が北海道から来たんです。「ファスティングはやるな！」と言ったけど、現実にやってるんです。50代の男性です。

――ファスティングもゆっくりやれば、1型でも「死ぬ」なんてことはない？

M医師：彼が言うには「体調が悪化しても、インスリン注射を減らせば大丈夫」だそうで

す。注射をやめるんじゃなく、ファスティング中は減らすわけです。血糖抑制ホルモンが減るわけだから、血糖値は上がる。低血糖症が防げるわけですね。この事例からわかるように、1型糖尿病のファスティング治療でも、可能性と方法論はありますよ。

——断食中は、逆に血糖値が上がったほうが低血糖を防ぐためにもいい？

M医師：1型について検査しています。確定的データが出るでしょう。

ファスティングなど食事療法の方法論はあると思います。効果があることはわかっている。そのうち明らかになります。

ただ、1型患者は、クリニックになかなか来ない。典型的1型というのは糖尿病全体のうち約5％、非常に少ない。原因もアレルギーとか免疫といわれている。医学の教科書では、「生活習慣、食習慣とかはなんの関係もなく」、「すい臓組織が免疫異常で破壊された」とされている。

——先天的というか、小さいときからの素因ですか？

M医師：私のクリニックに来たその男性は、30歳になってから1型が出たらしい。

なんらかのアレルギー、免疫反応が、すい臓内部で起こったんでしょう。

◉1型の原因は薬害か？

――暴飲暴食とか生活習慣とは関係なく起こった？

M医師：ひょっとすると薬害かもしれない。1型は免疫疾患なんです。だから、不適切な医療の場合が多いんでしょう。つまりは「医原病」ですね。

――なら、血糖降下剤もインスリンも、あんまり意味はない？

M医師：全然！　要するに1型糖尿病というのは生活習慣病ではなく、食事習慣、運動とかは、まったく関係ない別の疾患です。

――だけど糖尿病の95％は2型といいますね。

M医師：そう。「糖尿病のほとんどは、食べなきゃ治る」

◉熟成発酵で消化もいい

――生活習慣から来た糖尿病は、食べなきゃ治っていくでしょう。

万一、低血糖ショックが起きても、アメをなめさせるとか、ジュースを飲ませれば、それでOKでしょう？　鶴見隆史先生は、黒バナナを勧めています。

M医師：バナナも皮が真っ黒くなって、腐る直前が一番いい。熟成している。果物は全部、熟成したときに食べれば、消化にストレスがかからない。胃袋をシューッと簡単に通過する。酵素がたっぷりですから。たとえば柿もそうです。

熟して落ちる寸前の物を食べる。すると、胃の消化に負担がかからない。

——最悪、昏睡になったときの応急措置は？

M医師：ブドウ糖と、あとはステロイドを併せて大量の点滴をします。緊急の場合は、ステロイドがないと助からない場合もあります。救急措置にこれがなかったら、エライことになります。だから、重症の糖尿病なら、ファスティング療法は医療設備の整った施設で行なうことです。

ちょっとフラフラするくらいなら、ブドウ糖だけでも十分ですね。さらに、「アメをなめろ、ジュースを飲め」とよく言いますね。だから、インスリン注射をしている患者は、アメとかシュガー粒を持って歩くこと。イザというとき、必要です。

あなたも今日からファスティング

◉朝食抜き一日二食をめざす！

まず、最初の1週目は、朝食の量を半分に減らしましょう。

ふだん、ご飯を茶碗一杯なら半杯、味噌汁もおかずも、きっちり半分にします。これなら、それほどつらくないはずです。2週目になると、朝食をやめます。これが、半断食（プチ断食）です。お腹が減ってたまらないはずです。どうしてもフラフラするなら、熟した黒バナナがオススメです。血糖上昇速度（GI値）も低めです。

1カ月もすると、朝食抜きにお腹も慣れ、頭もシャキッとしてきます。体重が減り、お腹まわりなどが引き締まってくるのを感じるはずです。

途中で、体重・血糖値検査は欠かさないようにしましょう。

変化をグラフにつければ、目標として励みになるでしょう。

この半断食だけで、体調不良の9割は改善すると、鶴見医師は太鼓判を押します。

玄米正食の草分けである蒼玄も、この半断食を40年以上も啓蒙《けいもう》しています。

■無理せずソフトランディングで挑戦しよう

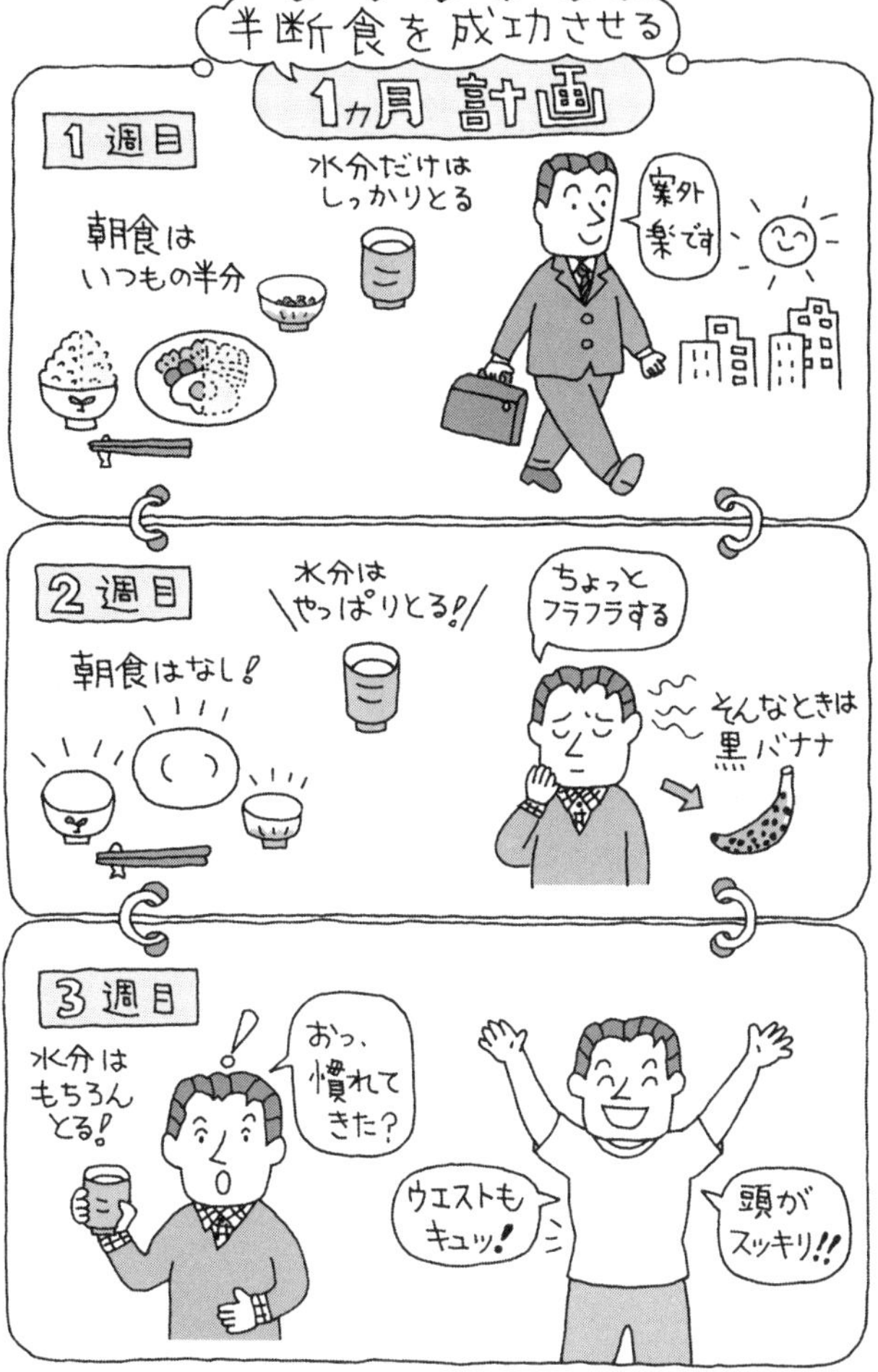
半断食を成功させる
1ヵ月計画
1週目
水分だけはしっかりとる
朝食はいつもの半分
案外楽です
2週目
水分はやっぱりとる!
朝食はなし!
ちょっとフラフラする
そんなときは黒バナナ
3週目
水分はもちろんとる!
おっ、慣れてきた?
ウエストもキュッ!
頭がスッキリ!!

世界的な少食療法のパイオニア、甲田光雄博士も、この半断食を治療の中心に据えていま す。甲田医院への来院患者には全員この半断食を義務づけたのですが、それでほとんどの病気が治っているのです。

◉少食×菜食×筋トレこそ最強！

むろん、このためには、患者は肉、卵、牛乳、バターなどの動物食をできるだけ控えて、白砂糖もやめます。穀物、雑穀、豆、ゴマ、野菜、海藻、果物、魚、キノコ、発酵食品の菜食ベースに切り替えることが原則です。

それと、忘れてはいけないのは、運動です。

運動不足による筋力の低下は、糖尿病の隠れた原因です。私は一日1回、筋肉に思いきり力を込めるアイソメトリクス（静的筋トレ）を勧めています。

筋肉は、その最大負荷の80％以上の力を一日5秒以上加えると、急速に発達することが立証されています。筋肉からは糖尿病だけでなく万病を防止し、代謝を促進し、免疫力を高め、老化を防止するホルモン（マイオカイン）が分泌されていることも確認されています。

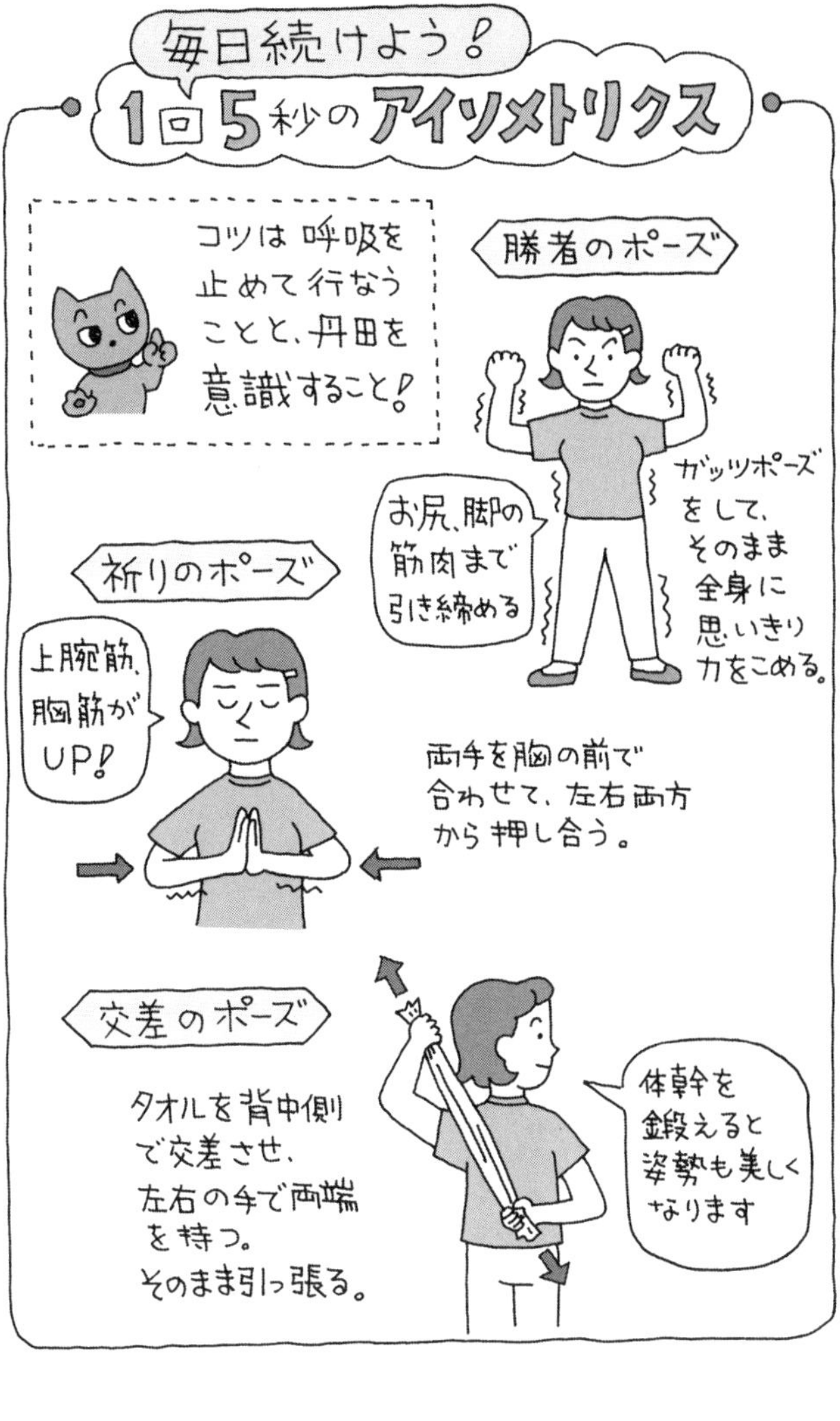
毎日続けよう！
1回5秒のアイソメトリクス
コツは呼吸を止めて行なうことと、丹田を意識すること！
勝者のポーズ
ガッツポーズをして、そのまま全身に思いきり力をこめる。
お尻、脚の筋肉まで引き締める
祈りのポーズ
上腕筋、胸筋がUP！
両手を胸の前で合わせて、左右両方から押し合う。
交差のポーズ
タオルを背中側で交差させ、左右の手で両端を持つ。そのまま引っ張る。
体幹を鍛えると姿勢も美しくなります

よって、糖尿病にかぎらず万病を治し、健康を増強し、長寿を保証するのは「少食×菜食×筋トレ」のトリプル健康法なのです。

一日二食で快調なら、私のように一日一食に挑戦してみてはいかがでしょう？　さらに頭脳は明晰になり、能力はアップし、仕事も驚異的にはかどるようになります。

エピローグ――人はなぜ病み、なぜ治るのか？

人は、なぜ病み、なぜ治るのでしょう？


西洋医学の答えは、こうです。「それは……わからない」

東洋医学の答えは、こうです。「それは体毒から生じる」


現代の病院は、西洋医学にもとづいて治療をしています。

つまり、あなたが通う病院のお医者さんたちは、あなたの病気の原因がさっぱりわからないままに〝治療〟をしているのです。

原因がわからずに、果たして治療ができるでしょうか？　病気を治せるのでしょうか？

子どもでも首をかしげます。しかし、病院のセンセイ方は、威厳をもって診察・治療に今日もいそしんでいます。患者も神妙な顔で、待合室で順番を待っています。日本中で、どこでも当たり前のように見られる光景です。

医者も、患者も、まったく不思議と思わない日常のひとこま。時間が静かに流れていきます。

私には、不思議でなりません。

病気の原因がわからなければ、治せるはずはありません。

病気の原因を取り除くから、病気は治るのです。

これは、病気に限りません。あらゆる現象に通じる哲理です。

原因を改めれば、結果も改まります。これこそ、因果論の真髄です。

「病気の原因はわからない」と白状している西洋医学は、「病気は治せない」と白状しているのと同じです。


これに対して、東洋医学は明快です。

「病気は体毒から生じる」

〝体毒〟とは、いったいなんでしょう？　それは、文字どおり体内にたまった毒素です。

東洋医学は、はっきり病気の原因を特定しています。
だから、東洋医学が病気を治す方法もはっきりしています。
「〝体毒〟を取り去れば、病気は治る」
これが正解です。
つまり、東洋医学は、病気を治す方法を理解している。
西洋医学は、病気を治す方法を理解していない。
なのに現代医学は、西洋医学一辺倒です。
東洋医学を一方的に排除しています。それどころか黙殺・弾圧しています。
つまり「治せない」医学が、「治せる」医学を徹底的に圧殺しているのです。
これこそが、現代医学の不幸です。いや、はっきりいえば犯罪です。
そうして、あなたはそんな〝治せない〟医療に、必死ですがっているのです。
コッケイな姿と言えば、言いすぎでしょうか？
あなたがこの本のタイトルに引かれたのは、糖尿病で悩んでおられるからでしょう。
糖尿病も、原因は〝体毒〟から発生しています。

■食べまちがいの糖尿病は万病への入り口

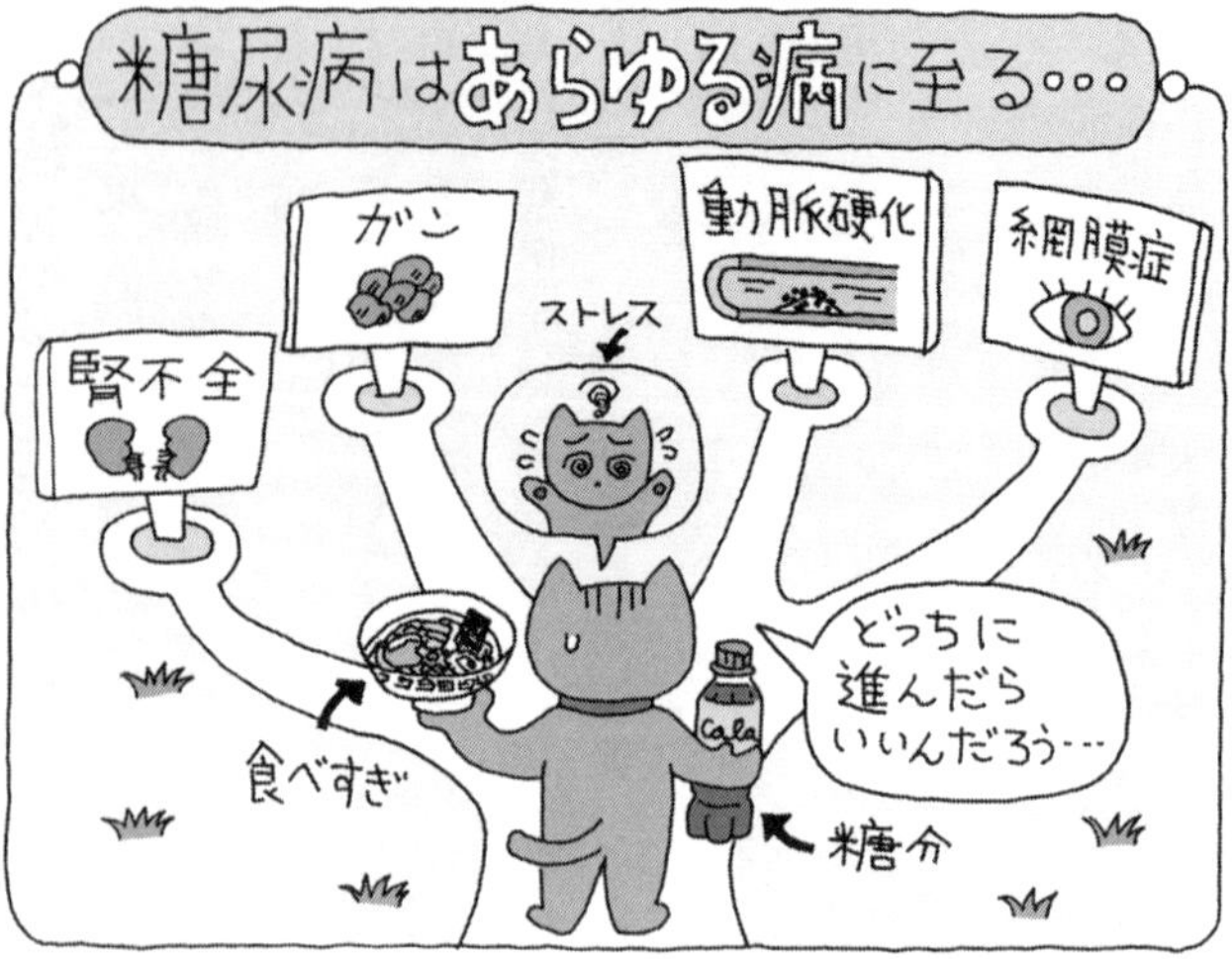
糖尿病はあらゆる病に至る…
腎不全
ガン
動脈硬化
網膜症
ストレス
どっちに進んだらいいんだろう…
食べすぎ
糖分
Cola

〝体毒〟は、どうして生じるのか？

その原因は、まず食べすぎです。代謝能力を超えるほど食べたため、排泄しきれなくなった〝栄養分〟が老廃物の〝体毒〟としてたまり、糖分として尿に溢れ出てきたのです。

もう一つの原因が悩みすぎです。不安、苦悩は交感神経を緊張させ、血糖値を高めます。

そして、やはり過剰な糖分は〝体毒〟として悪さをします。

それは、全身の毛細血管を詰まらせていきます。低血流は、低酸素、低栄養を招き、細胞・組織・器官が疲弊、壊死していきます。つまり、全身の臓器が衰弱し、死んでいくのです。
だから、糖尿病は〝万病の元〟なのです。
糖尿病の原因は、はっきりしています。まず、過食です。
食べたから糖尿病になったのです。だから、食べなきゃ治ります。
当たり前すぎる真理です。

ファスティング（少食・断食）は万病を治す妙法である。

これは、５０００年以上の歴史を誇るヨガの奥義です。
少食・断食を実践すれば、精神は澄み切っていきます。
おのずと不安、苦悩も消えていきます。
それは、ファスティングによる自己浄化で〝体毒〟が消え失せたからです。
そこには、大宇宙（大自然）が与えてくれたピュアな心身が残ります。
もはや、病気になりようがありません。
その深遠なる恵みに、深く感謝したいものです……。

【著者略歴】

船瀬 俊介（ふなせ・しゅんすけ）

地球文明批評家。1950年、福岡県生まれ。九州大学理学部を経て、早稲田大学文学部社会学科卒業。日本消費者連盟スタッフとして活動の後、1985年独立。以来、消費・環境問題を中心に執筆、評論、講演活動を行う。主な著作に『NASAは“何か”を隠してる』『増補改訂版ロックフェラーに学ぶ悪の不老長寿』『図解３日食べなきゃ、７割治る！』『完全図解版牛乳のワナ』『新装版３日食べなきゃ、7割治る！』（以上、ビジネス社）、『未来を救う「波動医学」』『買うな！ 使うな！ 身近に潜むアブナイものPART1』『医療大崩壊』（以上、共栄書房）、『抗ガン剤で殺される』『病院に行かずに「治す」ガン療法』『原発マフィア』（以上、花伝社）、『クスリは飲んではいけない!?』『ガン検診は受けてはいけない!?』（以上、徳間書店）、『「五大検診」は病人狩りビジネス！』（ヒカルランド）、『できる男は超少食』（主婦の友社）などベストセラー多数。

船瀬俊介 公式HP　http://funase.net/
無料メルマガ『ホットジャーナル』発信中！
http://www.pdfworld.co.jp/5963/mm_form.html

【増補改訂版】食べなきゃ治る！糖尿病

2023年 3 月 1 日　第1刷発行

著　者　船瀬俊介
発行者　唐津　隆
発行所　株式会社ビジネス社
〒162-0805　東京都新宿区矢来町114番地
神楽坂高橋ビル5F
電話　03-5227-1602　FAX　03-5227-1603
URL　https://www.business-sha.co.jp

〈カバーデザイン〉中村聡　〈イラスト〉若泉さな絵
〈本文組版〉茂呂田剛（エムアンドケイ）
〈印刷・製本〉株式会社 光陽メディア
〈編集担当〉本田朋子　〈営業担当〉山口健志

©Funase Shunsuke 2023 Printed in Japan
乱丁、落丁本はお取りかえします。
ISBN978-4-8284-2492-7

ビジネス社の本

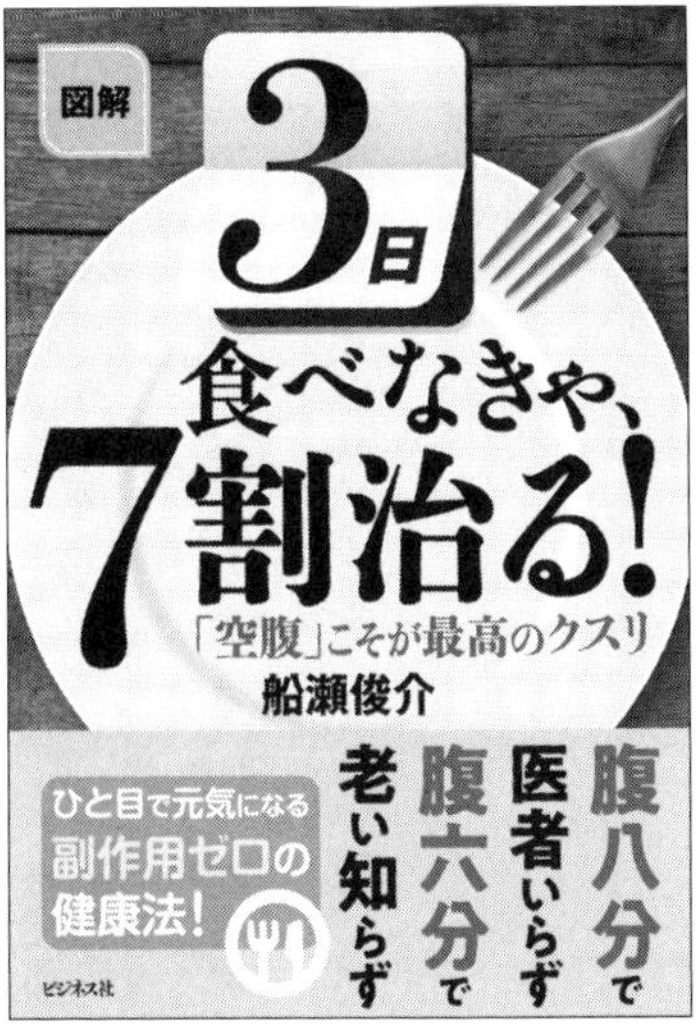

[図解] 3日食べなきゃ、7割治る！
「空腹」こそが最高のクスリ！

船瀬俊介……著

定価　本体1100円＋税
ISBN978-4-8284-2140-7

「食べない」ほうが、長生きできる！

「食べない」健康法は、これまでの栄養学・医学の常識を根底からくつがえす、体の内側から元気になる健康法です。しかも、副作用はゼロ。空腹は自己治癒力を呼び覚まし、免疫力を高めるほか、万病の原因〝血液の汚れ〟を浄化し、遺伝子を活性化してくれます。さらに、老化の原因〝活性酸素〟を減らして若返り、頭が冴えわたる、スタミナ抜群になるといった効力もあります。

本書の内容

第1章　食うな、動くな、寝てろ
第2章　こんな病気も、みるみる治る！
第3章　食費は半分！　寿命は2倍！
第4章　食べなきゃ、不妊もEDもふっ飛ぶ
第5章　「笑い」「感謝」「長息」「筋トレ」の驚く効果！　など

ビジネス社の本

NASAは〝何か〟を隠してる

UFO、天体、エイリアン……
宇宙は嘘に満ちている！

船瀬俊介……著

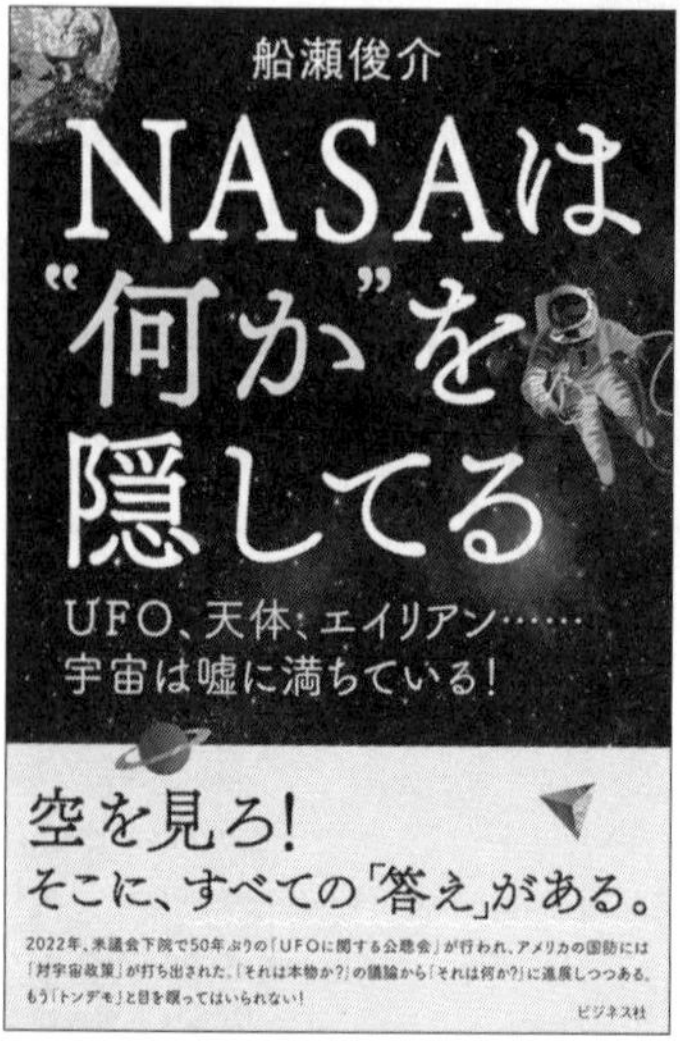

定価1760円（税込）
ISBN978-4-8284-2471-2

それでも、宇宙には〝何か〟がいる……！

空を見ろ！　そこに、すべての「答え」がある。
2022年、米議会下院で50年ぶりの「UFOに関する公聴会」が行われ、アメリカの国防には「対宇宙政策」が打ち出された。「それは本物か？」の議論から「それは何か？」に進展しつつある。もう「トンデモ」と目を瞑ってはいられない！

本書の内容

第1章　やはり、月には〝何か〟がいる
第2章　月は、巨大な「人工天体」ではないか？
第3章　宇宙は「嘘」に満ちている
第4章　火星は〝緑の惑星〟で古代文明が栄えていた
第5章　太陽に地球の一〇倍〝超巨大〟UFOが接近
第6章　人類を〝創造〟したのは宇宙人である
第7章　エイリアンの技術を独占してきた〝闇の力〟
第8章　空を見ろ！　宇宙古代史こそ真の科学だ